中医适宜技术调治慢性病

主编 周建平 毛丹旦

全国百佳图书出版单位

中国中医药出版社

·北京·

图书在版编目（CIP）数据

中医适宜技术调治慢性病/周建平，毛丹旦主编．—北京：中国中医药出版社，2023.8

ISBN 978 – 7 – 5132 – 8303 – 8

Ⅰ．①中⋯　Ⅱ．①周⋯②毛　Ⅲ．①慢性病–中医治疗法　Ⅳ．① R242

中国国家版本馆 CIP 数据核字（2023）第 130511 号

中国中医药出版社出版

北京经济技术开发区科创十三街 31 号院二区 8 号楼

邮政编码　100176

传真　010-64405721

三河市同力彩印有限公司印刷

各地新华书店经销

开本 880×1230　1/32　印张 7.5　字数 155 千字

2023 年 8 月第 1 版　2023 年 8 月第 1 次印刷

书号　ISBN 978 – 7 – 5132 – 8303 – 8

定价　39.00 元

网址　www.cptcm.com

服 务 热 线　010-64405510

购 书 热 线　010-89535836

维 权 打 假　010-64405753

微信服务号　zgzyycbs

微商城网址　https://kdt.im/LIdUGr

官 方 微 博　http://e.weibo.com/cptcm

天猫旗舰店网址　https://zgzyycbs.tmall.com

如有印装质量问题请与本社出版部联系（010-64405510）

《中医适宜技术调治慢性病》
编委会

序　言

全面推进健康中国建设，满足人民群众日益增长的健康需求，是我国优先发展的战略。随着老龄社会的到来，慢性非传染性疾病已经成为我国亟待解决的公共健康问题。中医药是我国传统文化的瑰宝，对防治慢性病具有重要的作用。2023年2月，国务院办公厅印发的《中医药振兴发展重大工程实施方案》明确指出：积极应对人口老龄化，发展中医药老年健康服务，发挥中医药在老年人慢性病、重大疑难疾病治疗和疾病康复中的重要作用和优势。

中医适宜技术是中医学的重要组成部分，是在中医理论指导下总结出来的治疗技术，以其"简、便、验、廉"等特点，在人民群众中具有良好的口碑和深厚的基础，越来越被群众接受和喜爱。随着对中医传统防治技术的挖掘、传承、改良和创新，中医适宜技术也愈来愈规范，并呈现出专业化、精细化、现代化趋势。让更多的中医爱好者及广大人民群众及时感受中医适宜技术发展成果及临床疗效十分必要。

本书自编撰之始，明确初衷，要求严格，无论是主编还是编委都是长期工作在中医临床一线的实践者，他们对中医适宜技术情有独钟，深刻感受到中医适宜技术在调治慢性病方面的神奇疗效。结合临床实践经验，本书上篇介绍了 15 种常用的中医适宜技术，包括拔罐、刮痧、悬灸、隔物灸、火龙灸、督灸、耳穴贴压、穴位注射、揿针、中药涂药、中药熏药、中药热熨敷、穴位贴敷、中药灌肠、经穴推拿等技术。下篇按系统分类，介绍了 37 种病证的中医适宜技术调治方法，在简要梳理病因病机、诊断、临床表现的基础上，重点介绍中医适宜技术的临床应用及注意事项，颇切临床实际。

本书内容丰富，文字简练，特点突出，浅显易懂，相信此书的出版，既能让喜欢中医的读者耳目一新，又能实实在在地教会大家常用中医适宜技术在慢性疾病中的应用技巧，最终让百姓受益。

徐　军

2023 年 7 月 9 日

目　录

上篇　常用中医适宜技术

下篇　慢性病调治

上篇　常用中医适宜技术

第一节　拔罐技术

拔罐技术，古称"角法""吸筒法"，是一种以罐为工具，借助热力或抽吸排除其中的空气，造成负压，使罐吸附于腧穴或相应体表部位，造成局部充血或瘀血现象，以达到防治疾病目的的一种外治疗法。拔罐法具有温经通络、除湿散寒、消肿止痛、拔毒排脓的作用。

一、适应证和禁忌证

拔罐技术的适用范围较广，但某些疾病和部位也应避免拔罐。

1. 适应证

拔罐技术适用于风寒湿痹痛，各种神经麻痹，以及一些急慢性疼痛，如腹痛、腰背痛、痛经、头痛等。还可用于感冒、咳嗽、咳喘、消化不良、胃脘痛、眩晕等脏腑功能紊乱方面的病证。此外，如丹毒、红丝疗、毒蛇咬伤、疮疡初起未溃等外科疾病亦可用拔罐法。

2. 禁忌证

（1）急性严重疾病、接触性传染病；血小板减少性紫癜、白血病及血友病等出血性疾病；精神分裂症、抽搐、高度神经质及不合作者；瘰疬、疝气处及活动性肺结核。

（2）皮肤过敏，传染性皮肤病，皮肤肿瘤（肿块）部、溃烂部；急性外伤性骨折、中度和重度水肿部位；孕妇腹部、腰骶部；心尖区、体表大动脉搏动处、静脉曲张处及其他大血管部位。

二、物品准备

治疗盘、罐数个（包含玻璃罐、竹罐等）、润滑剂、止血钳、95% 酒精棉球、打火机、广口瓶、清洁纱布或毛巾，必要时备屏风、毛毯等。

三、基本操作方法（以玻璃罐为例）

1. 根据拔罐部位选择火罐的大小及数量，检查罐口周围是否光滑，有无缺损裂痕。

2. 使用闪火法、投火法或贴棉法将罐体吸附在选定部位上，留置数分钟，使局部皮肤充血。

（1）闪火法：用止血钳夹住 95% 酒精棉球，点燃后在罐内绕 1～2 圈，立即退出，然后速将罐扣于施术部位。适用于各种体位，特别适用于闪罐和走罐。此法吸拔后罐内无火，比较安全，是目前临床上最常用的方法。

（2）投火法：将酒精棉球或纸片点燃后投入罐内，迅速将罐扣在施术部位。此法因罐内有燃烧物质，容易烫伤皮肤。适用于侧面横位拔罐。

（3）贴棉法：先用（0.5～1）cm×1cm 的脱脂棉球片，四周拉薄后略蘸酒精，贴于罐内上中段，点燃后迅速扣在施术部位。

适用于侧面横位拔罐。此法需注意酒精不宜过多，以免燃烧的酒精滴下，烫伤皮肤。

3.起罐时一手轻按罐具向一侧倾斜，另一只手食指或拇指指腹按住罐口部位的皮肤，使罐口与皮肤之间形成空隙，空气进入罐内，顺势将罐取下。不可硬行上提或旋转提拔，以免损伤皮肤。在背部拔多个罐时，应按顺序先上后下起罐，以防止发生头昏脑涨、恶心呕吐等不良反应。

4.常见拔罐手法

（1）闪罐：以闪火法使罐吸附于皮肤后，立即拔起，反复吸拔多次，直至皮肤潮红、充血或瘀血为止。操作手法宜熟练，动作轻、快、准；至少选择3个口径相同的火罐轮换使用，以免罐口烧热烫伤皮肤。适用于感冒、皮肤麻木、面部病证、中风后遗症或虚弱病证。

（2）走罐：先在罐口或吸拔部位上涂一层润滑剂，将罐吸附于皮肤上，用手握住罐底，向上下或左右往返推移，直至皮肤潮红、深红或起痧点为止。适用于急性热病或深部组织气血瘀滞之疼痛、外感风寒、神经痛、风湿痹痛及较大范围疼痛等。

（3）留罐：又称坐罐，即火罐吸附在应拔部位后留置10～15分钟，使局部皮肤充血。儿童拔罐力量不宜过大，时间不宜过长；在肌肉薄弱处或吸拔力较强时，则留罐时间不宜过长。适用于临床大部分病证。

（4）平衡火罐法：是以中医基本理论为基础（阴阳学说、藏象学说、经络学说等），以现代医学神经反射为治疗途径，以自身平衡为治疗核心，以不同的拔罐手法为治疗手段的一种非药物的自然平衡疗法。可有效激发经气，使各经脉气血运行通畅，消除机体疲劳，调节肾气，调和肝脾，有效缓解肩背腰部酸痛不适。

（5）刺络拔罐法：局部消毒，用三棱针或粗毫针点刺或叩刺出血后，再在出血部位拔罐、留罐，以加强刺血治疗效果。临床应用广泛，尤其适用于治疗各种急慢性组织损伤、神经性皮炎、痤疮、皮肤瘙痒、丹毒、哮喘等病证。

四、临证备要

1. 留罐时间一般为 10 ～ 15 分钟，根据个体差异、体质不同酌情留罐。

2. 拔罐后可饮一杯温开水。夏季拔罐部位忌风扇或空调直吹。拔罐后 4 ～ 6 小时内禁忌洗澡，避免湿气进入体内。

3. 拔罐时要选择适当体位，使之舒适持久。尽量选择肌肉丰满的部位，骨骼凹凸不平及毛发较多的部位不宜拔罐。保持体位相对固定，切勿较长时间留罐，拔罐过程中注意防火。

4. 面部、儿童、年老体弱者拔罐的吸附力不宜过大。

5. 拔罐和留罐中要注意观察患者的反应，如有不适感，应立即起罐；严重者使其平卧，保暖并饮热水或糖水，还可揉内关、合谷、太阳、足三里等穴。

6. 起罐后，皮肤会出现与罐口大小相当的紫红色瘀斑，为正常表现，数日后即可自行消退。如出现小水疱不必处置，可自行吸收。如水疱较大，消毒局部皮肤，用注射器吸出液体，覆盖消毒敷料。

7.晕罐比较少见。处理方法：立即停止操作，取平卧位，吸氧，监测生命体征，必要时掐水沟。若症状不缓解，应及时就医治疗。

第二节　刮痧技术

刮痧技术是在中医经络腧穴理论指导下，应用边缘钝滑的器具，如牛角类、砭石类等刮板或刮匙，蘸上刮痧油、水或润滑剂等介质，在体表一定部位反复刮动，使局部出现瘀斑，通过其宣发腠理，疏通经络，通调营卫，调和脏腑，达到防治疾病目的的一种中医外治技术。

一、适应证和禁忌证

刮痧技术的适用范围较广，但某些疾病和部位也应避免刮痧。

1. 适应证

刮痧技术适用于外感疾病所致的不适，如高热头痛、恶心呕吐、腹痛腹泻等；各类骨关节病引起的疼痛，如腰腿痛、肩关节疼痛等症状。

2. 禁忌证

（1）急性严重疾病，接触性传染病，血小板减少性紫癜、白血病及血友病等出血性疾病，精神分裂症，抽搐，高度神经质，醉酒及不合作者。

（2）皮肤过敏，传染性皮肤病，皮肤肿瘤（肿块）部位、溃烂部位，急性外伤性骨折、中度和重度水肿部位，孕妇腹部及腰骶部，极度虚弱者。

二、物品准备

治疗盘、刮痧板（牛角类、砭石类等刮板或刮匙）、介质（刮痧油、清水、润肤乳等）、毛巾、卷纸，必要时备浴巾、屏风等物。

三、基本操作方法

1. 根据刮痧部位选择大小材质合适的刮具，检查刮具边缘是否光滑，有无缺损裂痕。

2. 用刮痧板蘸取适量介质涂抹于刮痧部位。单手握板，将刮痧板放置掌心，用拇指和食指、中指夹住刮痧板，无名指小指紧贴刮痧板边角，从三个角度固定刮痧板。刮痧时利用指力和腕力调整刮痧板角度，使刮痧板与皮肤之间夹角约为 45°，以肘关节为轴心，前臂做有规律的移动。

3. 刮痧顺序一般为先头面后手足，先腰背后胸腹，先上肢后下肢，先内侧后外侧，逐步按顺序刮痧。

4. 刮痧部位根据需要进行选择。刮痧时用力要均匀，由轻到重，单一方向，不要往返刮。一般刮至皮肤出现红紫为度，或出现粟粒状、丘疹样斑点，或条索状斑块等形态变化，并伴有局部热感或轻微疼痛。对一些不易出痧或出痧较少的，不可强求出痧。

5. 每个部位一般刮 20 ～ 30 次，局部刮痧一般 10 ～ 20 分钟。

6. 常用刮痧手法

（1）轻刮法：刮痧板接触皮肤下压刮拭的力量小，被刮者无疼痛及其他不适感。轻刮后皮肤仅出现微红，无瘀斑。本法宜用于老年体弱者、疼痛敏感部位及虚弱者。

（2）重刮法：刮痧板接触皮肤下压刮拭的力量较大，以患者能承受为度。本法宜用于腰背部脊柱两侧、下肢软组织较丰富处、青壮年体质较强及实证、热证、痛症患者。

（3）快刮法：刮拭的频率在每分钟 30 次以上。此法宜用于体质强壮者，主要用于刮拭背部、四肢，以及外感病证。

（4）慢刮法：刮拭的频率在每分钟 30 次以内。本法主要用于刮拭头面部、胸部、下肢内侧等部位，以及慢性病证。

（5）直线刮法：又称直板刮法。用刮痧板在人体体表进行有一定长度的直线刮拭。本法宜用于身体比较平坦的部位，如背部、胸腹部、四肢部位。

（6）弧线刮法：刮拭方向呈弧线形，刮拭后体表出现弧线形的痧痕，操作时刮痧方向多循肌肉走行或根据骨骼结构特点而定。本法宜用于胸背部肋间隙、肩关节和膝关节周围等部位。

（7）摩擦法：将刮痧板与皮肤直接紧贴，或隔衣布进行有规律的旋转移动，或直线式往返移动，使皮肤产生热感。此法宜用于麻木或绵绵隐痛的部位，如肩胛内侧、腰部和腹部；也可用于刮痧前放松。

（8）梳刮法：使用刮痧板或刮痧梳从前额发际处，或双侧太阳穴处，向后发际处做有规律的单向刮拭，如梳头状。此法宜用于头痛、头晕、疲惫、失眠等病证。

（9）点压法（点穴法）：用刮痧板的边角直接点压穴位，力量逐渐加重，以患者能承受为度，保持数秒后快速抬起，反复操作5～10次。此法宜用于肌肉丰满处的穴位，或刮痧力量不能深达，或不宜直接刮拭的骨关节凹陷部位，如环跳、委中、犊鼻、水沟和背部脊柱棘突之间等。

（10）按揉法：用刮痧板在穴位处做点压按揉，点压后做往返或顺逆旋转。操作时刮痧板应紧贴皮肤不滑动，每分钟按揉50～100次。此法宜用于太阳、曲池、足三里、内关、太冲、涌泉、三阴交等穴位。

（11）角刮法：使用角形刮痧板或让刮痧板的棱角接触皮肤，与体表成45°角，自上而下或由里向外刮拭。此法宜用于四肢关节、脊柱两侧、骨骼之间和肩关节周围，如风池、内关、合谷、中府等穴位。

（12）边刮法：用刮痧板的长条棱边进行刮拭。此法适宜用于面积较大部位，如腹部、背部和下肢等。

四、临证备要

1.刮痧后可饮一杯温开水。刮痧部位忌风扇或空调直吹。刮痧后4～6小时内禁忌洗澡，避免湿气进入体内。

2. 刮痧间隔时间一般为 3 ～ 6 天，或以痧痕消退为准。

3. 刮痧过程中若出现头晕、目眩、心慌、出冷汗、面色苍白、恶心欲吐，甚至神昏仆倒等晕刮现象，应立即停止刮痧，取平卧位。若不缓解，应及时就医治疗。

4. 刮痧后应保持情绪稳定，避免出现发怒、烦躁、焦虑情绪等，禁食生冷、油腻之品。

第三节　悬灸技术

悬灸是采用点燃的艾条悬于选定的穴位或病痛部位之上，通过艾的温热和药力作用刺激穴位或病痛部位，达到温经散寒、扶阳固脱、消瘀散结、防治疾病目的的一种操作方法，属于艾灸技术范围。

一、适应证和禁忌证

1. 适应证

适用于各种慢性虚寒性疾病及寒湿所致的疼痛，如胃脘痛、腰背酸痛、四肢凉痛、月经寒痛等；中气不足所致的急性腹痛、吐泻、四肢不温等症状。

2. 禁忌证

大血管处，孕妇腹部和腰骶部，皮肤感染、溃疡、瘢痕处。

有出血倾向者不宜施灸。

二、物品准备

艾条、治疗盘、打火机、弯盘、广口瓶、纱布，必要时备浴巾、屏风、计时器等。

三、基本操作方法

1. 根据施灸部位，取合理、舒适体位，充分暴露施灸部位，注意保护隐私及保暖。

2. 点燃艾条，进行施灸。

3. 常见施灸方法

（1）温和灸：将点燃的艾条对准施灸部位，距离皮肤2～3cm，使局部有温热感为宜，每处灸10～15分钟，至皮肤出现红晕为度。

（2）雀啄灸：将点燃的艾条对准施灸部位，距皮肤2～3cm，一上一下进行施灸，如此反复，一般每穴灸10～15分钟，至皮肤出现红晕为度。

（3）回旋灸：将点燃的艾条悬于施灸部位上方约2cm处，反复旋转移动，范围约3cm，每处灸10～15分钟，至皮肤出现红晕为度。

4. 施灸过程中，观察局部皮肤情况，询问身体有无不适。

5. 及时将艾灰弹入弯盘，防止灼伤皮肤。

6. 施灸结束，立即将艾条插入广口瓶，熄灭艾火。

7. 酌情开窗通风，注意保暖，避免吹对流风。

四、临证备要

1. 艾灸后 1 小时内不宜吹冷风，忌冷水洗手，可饮适量温水。

2. 空腹或餐后 1 小时左右不宜施灸。

3. 一般情况下，施灸顺序自上而下，先头身，后四肢。

4. 施灸时注意防止艾灰脱落烧伤皮肤或衣物。

5. 注意观察皮肤情况，对糖尿病、肢体麻木及感觉迟钝者，需控制施灸强度，防止烫伤。

6. 施灸后，一旦发生烫伤，一般先对烫伤面进行降温处理。局部出现小水疱，予湿润烧伤膏外涂；如水疱较大，消毒后用无菌注射器抽出疱液，外涂湿润烧伤膏，并以无菌纱布覆盖，保持干燥，防止感染。严重者应及时就医治疗。

第四节　隔物灸技术

隔物灸也称间接灸、间隔灸，是利用药物等材料将艾炷和穴位皮肤间隔开，借间隔物的药力和艾炷的特征发挥协同作用，达到治疗虚寒性疾病目的的一种操作方法，属于艾灸技术范围。

一、适应证和禁忌证

1. 适应证

（1）隔姜灸：适用于缓解因寒凉所致的呕吐、腹泻、腹痛、肢体麻木酸痛、痿软无力等症状。

（2）隔蒜灸：适用于缓解急性化脓性疾病所致肌肤浅表部位的红、肿、热、痛症状，如疔、痈等。

（3）隔盐灸：适用于缓解急性虚寒性腹痛、腰酸、吐泻、小便不利等症状。

（4）隔附子饼灸：适用于缓解各种虚寒性疾病所致的腰膝冷痛、指端麻木、下腹疼痛及疮疡久溃不敛等症状。

2. 禁忌证

（1）严重心脑血管疾病、皮肤疾病、局部出血，糖尿病控制不佳，有潜在感染风险。

（2）瘢痕体质以及过敏体质。

（3）施灸处有溃疡。

（4）大血管处、孕妇腹部和腰骶部、有出血倾向者。

二、物品准备

艾炷、治疗盘、间隔物、打火机、镊子、弯盘（广口瓶）、纱布，必要时准备浴巾、屏风。

三、基本操作方法

1. 根据施灸部位，取合理、舒适体位，充分暴露施灸部位，注意保护隐私及保暖。

2. 在施灸部位放置间隔物，点燃艾炷，进行施灸。

3. 常见施灸方法

（1）隔姜灸：用直径 2～3cm、厚 0.2～0.3cm 的姜片，在其上用针点刺小孔若干，放在施灸的部位，再将艾炷放置在姜片上，从顶端点燃艾炷，待燃尽时接续一个艾炷，一般灸 5～10 壮。

（2）隔蒜灸：用厚度 0.2～0.3cm 的蒜片，在其上用针点刺小孔若干，将艾炷放置在蒜片上，从顶端点燃艾炷，待燃尽时接续一个艾炷，一般灸 5～7 壮。

（3）隔盐灸：用于神阙穴灸。用干燥的食盐填平肚脐，上放艾炷，从顶端点燃艾炷，待燃尽时接续一个艾炷，一般灸 3～9 壮。

（4）隔附子饼灸：用底面直径约 2cm、厚度 0.2～0.5cm 的附子饼，在其上用针刺小孔若干，将艾炷放置在药饼上，从顶端点燃艾炷，待燃尽时接续一个艾炷，一般灸 5～7 壮。

5. 施灸过程中注意询问有无不适。

6. 观察皮肤情况，如有艾灰，用纱布清洁局部皮肤，协助着衣，取舒适卧位。

7. 注意保暖，避免对流风。

四、临证备要

1.施灸过程中，若出现头昏、眼花、恶心、颜面苍白、心慌出汗等不适现象，应及时处理。

2.施灸后如出现轻微咽喉干燥、大便秘结、失眠等现象，为正常现象，无须特殊处置。

3.个别艾灸后局部皮肤可能出现小水疱，予湿润烧伤膏外涂。如水疱较大，消毒后用无菌注射器抽出疱液，外涂湿润烧伤膏，并以无菌纱布覆盖，保持干燥，防止感染。严重者应及时就医治疗。

4.灸后注意保暖，多喝温水，饮食宜清淡，4～6小时内不要洗澡。

5.注意防止艾灰脱落烧伤皮肤或衣物。

6.注意皮肤情况，对糖尿病、肢体感觉障碍的患者，需控制施灸强度，防止烧伤。

第五节　火龙灸技术

火龙灸又称"火龙督脉铺灸""长蛇灸"等，是一种大面积的灸法。因其操作起来形似火龙，热力持续深广如龙之有力而得名。

此法铺灸范围广至督脉及足太阳膀胱经，或腹部任脉走行处，通过循经点燃艾绒，使艾绒的热力能深入渗透到相应经穴，从而起到温经通络、调和阴阳作用。

一、适应证和禁忌证

火龙灸的适用范围较广，但某些疾病或体质也应禁用或避免。

1. 适应证

适用范围广泛，对骨科、风湿、呼吸、消化、妇科疾病以及其他疾病均有较好疗效，如颈椎病变、腰椎病变、膝关节病变、强直性脊柱炎、虚寒性咳嗽、胃脘痛、痛经、子宫腺肌症、失眠、鼻炎等。

2. 禁忌证

（1）实证、热证、阴虚血少证、湿热证、食积化热者慎用。

（2）对热敏感度不高者，不能耐受较长时间的俯卧位者。

（3）对酒精过敏者，皮肤有破损或严重水肿者。

（4）极度疲劳、空腹或饱餐、大汗淋漓、情绪不稳定者。

（5）妊娠期、月经期及经后 3 天内，传染病、高热、胸廓及脊柱畸形等。

二、物品准备

大浴巾 3 条、小毛巾 3 条、95% 酒精 500mL、50mL 注射器、测温仪、药酒纱布或药饼、打火机、艾绒、不锈钢脸盆 1 个（盛用过的艾绒）、普通塑料脸盆 1 个（装热水毛巾），必要时备屏风、毛毯等。

三、基本操作方法（以背部为例）

1. 取舒适俯卧体位，充分暴露铺灸部位，注意保暖及保护隐私。

2. 在施灸部位铺上药酒纱布或药饼，铺大浴巾（叠两层），铺温热湿小毛巾，铺艾绒。

3. 用注射器抽取 95% 医用酒精 50mL，均匀滴撒在艾绒上，然后点燃酒精，待施灸部位温热时，用湿毛巾灭火，按压施灸部位，如此反复进行 3～5 次。施灸时的温度以温热舒适为宜，忌过烫。

4. 撤下毛巾与艾绒，观察局部皮肤，出现微红灼热或着色，属正常现象。灸后饮一杯温开水，休息片刻。

四、临证备要

1. 夏季施灸部位忌风扇或空调直吹，冬季注意保暖。注意遮蔽，使局部皮肤不裸露。当天饮食宜清淡。灸后 4～6 小时内禁忌洗澡，避免湿气进入体内。当天不建议再进行出汗多的运动或游泳。

2. 注意防火。施灸期间需专人在旁看护，根据温度或其他突发情况，准备好湿毛巾以备及时灭火处理。滴洒酒精要均匀，勿溅出铺的艾绒范围。施灸时，患者不可抬头，上身不可随意扭动，防止背部艾绒散落。

3. 预防烫伤。施灸温度应适宜，一般保持在 38～43℃，即感温热，舒适而不烫为最佳。年老者或糖尿病患者皮温感觉较迟钝，为防烫伤，不推荐此灸。年小者会乱动，不能长时间配合体位，亦不推荐。施灸后局部皮肤出现微红、灼热、刺痒，属正常现象，数日后可自行消退。如出现小水疱，无须处理，可自行吸收。如水疱较大，消毒后用无菌注射器抽出疱液，外涂湿润烧伤膏，并以无菌纱布覆盖，保持干燥，防止感染。严重者应及时就医治疗。

第六节　督灸技术

督灸是中医的一种传统外治法，在督脉上隔姜，再铺艾绒施灸，多选择背部大椎至腰俞督脉段，因形如长蛇也称为长蛇灸。督灸具有强大温阳作用，能有效激发人体阳气，进而调整机体脏腑功能，起到祛邪外出的作用。

一、适应证和禁忌证

1. 适应证

督灸适用于脊柱相关疾病和慢性虚寒性疾病，如女性体虚、四肢冰冷、月经紊乱、产后病、胃肠道疾病、慢性呼吸道疾病、类风湿关节炎、风湿性关节炎、强直性脊柱炎及亚健康人群属阳虚体质者。

2. 禁忌证

（1）大饥、大渴、大汗者，极度虚弱，体质较差，不能耐受者。

（2）严重心脑血管疾病、皮肤疾病、局部出血，糖尿病控制不佳，有潜在感染风险者。

（3）瘢痕体质以及过敏体质。

（4）严重脊柱关节畸形者。

（5）施灸处有溃疡者。

（6）孕妇，崩漏患者，正值月经期的妇女。

二、用物准备

生姜泥、艾绒、打火机、督灸器具、大纱布、弯盘、浴巾等。

三、基本操作方法

1. 根据施灸部位，取合理、舒适体位，充分暴露背部督脉施灸部位，注意保护隐私及保暖。

2. 在背部督脉上放上大纱布和督灸器具，铺上姜泥，厚度4cm，宽度3cm，并压实，挤去多余的姜汁。姜上铺艾绒，点燃艾绒，待燃尽后再铺艾绒，连续3次，结束治疗。

3. 观察局部皮肤及病情，注意询问有无不适。如有烫伤立即停止艾灸，对症处理。

4. 观察皮肤情况，协助着衣，取舒适卧位。

5. 开窗通风，注意保暖，避免对流风。

四、临证备要

1.治疗期间要密切观察，防止温度过高或因患者活动导致艾绒脱落发生烧烫伤。

2.艾灸前后忌食生冷、辛辣刺激、肥甘厚味之物及发物。

3.要循序渐进，初次使用督灸要注意掌握生姜厚度及艾绒量，以免施灸过程中刺激量太大。

4.督灸的次数和作用时间也可以根据季节、地理环境、体质、病情需要进行调整，病情尚轻、邪气浅表则次数宜少，病情较重，则灸量宜大。

5.正确处理燃烧尽的艾灰，以免引起火灾。

6.治疗结束后，嘱患者休息片刻，缓慢坐起，继续休息5～10分钟，避免体位性眩晕。

7.施灸后4小时内不能吹冷风，不能用冷水洗手或洗澡，注意保暖，饮食清淡，多饮温水，适当休息，避免熬夜。

8.注意晕灸的发生，如发生晕灸现象，应及时处理，立即停止施灸，平卧于空气流通处，松开领口，给予温白糖水（糖尿病者慎用）或温开水，闭目休息即可。对于猝倒神昏者，可以针刺水沟、十宣、百会、合谷、内关、太冲、涌泉等穴位以急救，必要时及时就医治疗。

第七节　耳穴贴压技术

耳穴贴压技术是医生在针灸的基础上改造出的一种新型的无创伤疗法，它是采用王不留行籽、莱菔子等丸状物贴压于耳郭上的穴位或反应点，通过适度的按、揉、压等手法，使患者产生刺激感应，以疏通经络，调整脏腑气血功能，促进机体阴阳平衡，达到防治疾病、改善症状目的的一种治疗方法。它操作方便、简捷，属于耳针技术范围。

一、适应证和禁忌证

耳穴贴压技术的适应证广泛，一般没有绝对禁忌证。

1. 适应证

耳穴贴压技术适用于减轻各种疾病及术后所致的疼痛、失眠、焦虑、眩晕、便秘、腹泻等症状。

2. 禁忌证

（1）外耳有明显炎症或病变者，如溃疡、冻疮、感染、湿疹等。

（2）严重心脏病者。

（3）有严重器质性疾病者或精神过度紧张者。

（4）孕妇慎用，习惯性流产者忌用。

二、物品准备

治疗盘、王不留行籽或莱菔子耳贴、75% 酒精棉签或酒精棉球、探棒、止血钳或镊子、弯盘、污物碗，必要时可备耳穴模型。

三、基本操作方法

1. 根据病证选择正确的耳穴，用酒精棉签或酒精棉球自上而下、由内到外、从前到后消毒单侧耳郭，待干后，将王不留行籽或莱菔子耳贴贴于所选耳穴，并轻轻按压，以耳朵出现酸、麻、胀、痛或发热感为度。

2. 常见按压手法

（1）对压法：用食指和拇指的指腹置于患者耳郭的正面和后面，相对按压，至出现热、麻、胀、痛等感觉，食指和拇指可边压边左右移动，或做圆形移动，一旦找到敏感点，则连续对压 20 ～ 30 秒。此法对内脏痉挛性疼痛、躯体疼痛有较好的镇痛作用。

（2）直压法：用指尖垂直按压耳穴，至患者产生胀痛感，连续按压 20 ～ 30 秒，间隔少许，反复按压，每次按压 3 ～ 5 分钟。

（3）点压法：用指尖一压一松地按压耳穴，每次间隔 0.5 秒。本法以患者感到胀而略沉重刺痛为宜，用力不宜过大。一般每次每穴可按压 2 ～ 7 下，具体可视病情而定。

四、临证备要

1. 耳穴贴压每次选择一侧耳穴，双侧耳穴轮流使用。注意防水，以免脱落。夏季易出汗，留置时间 1 ～ 3 天，冬季留置 3 ～ 7天。

2. 观察患者耳部皮肤情况，留置期间应防止胶布脱落或污染；对一般胶布过敏者改用脱敏胶布。

3. 患者侧卧位耳部感觉不适时，可适当调整。

4. 对过度饥饿、疲劳、精神高度紧张、年老体弱、孕妇按压宜轻，急性疼痛性病证宜重手法强刺激。

5. 根据不同病证采用相应的体位，如胆石症取右侧卧位，冠心病取正坐位，泌尿系统结石取病侧在上方的侧卧位。

6. 过敏较少见。处理方法：立即停止耳穴贴压法，开窗通风，取平卧位或半坐卧位，指压水沟、合谷、内关等穴位。

7. 感染较少见。处理方法：立即停止耳穴贴压法，取下贴压物，局部涂以消炎软膏。必要时应就医治疗，防止感染扩大。

第八节　穴位注射技术

穴位注射技术，又称"水针"，是以中西医理论为指导，依据穴位作用和药物性能，在穴位内注入药物以防治疾病的方法。该方法将针刺和药物的双重刺激作用有机结合起来，具有操作简便、用药量小、适应证广、作用迅速等特点。

一、适应证和禁忌证

穴位注射法的适用范围很广泛，针灸疗法的适应证大部分可用本法治疗。

1. 适应证

适用于内、外、妇、儿、五官等各科病证，尤其是各种痛证，如胁痛、胃脘痛、腹痛、腰痛、牙痛等，效果迅速而显著。

2. 禁忌证

（1）急性严重疾病，接触性传染病；血小板减少性紫癜、白血病及血友病等出血性疾病；精神分裂症，抽搐，高度神经质及不合作者。

（2）皮肤过敏，皮肤肿瘤（肿块）部、溃烂部，中度和重度水肿部位。

二、物品准备

治疗盘、药物、一次性注射器、无菌棉签、皮肤消毒剂、污物碗、利器盒。

三、基本操作方法

1. 根据注射部位，取合理、舒适体位，充分暴露注射部位，注意保护隐私及保暖。

2. 根据所选穴位、用药剂量选择合适的注射器及针头。

（1）一般根据针灸治疗的选穴原则辨证选穴，亦可选取阳性反应点，如在背俞穴、募穴和四肢部特定穴出现的条索、结节、压痛，以及皮肤凹陷、隆起、色泽变异等。软组织损伤可选取最明显的压痛点。在阳性反应点进行穴位注射，效果更好。选穴以精为要，一般每次取 2 ～ 4 穴。

（2）药物剂量取决于药物种类、浓度和注射部位。根据药物说明书规定的肌内注射剂量，可以少用，不得过量。5% ～ 10% 葡萄糖注射液每次可注射 1 ～ 2mL，而刺激性较大的药物（如酒精）和特异性药物（如激素、阿托品等）只宜小剂量注射，每次用量多为常规的 1/10 ～ 1/3。中药注射液的穴位注射常规剂量为 0.5 ～ 2mL。依穴位部位来分，耳穴每穴注射 0.1mL，头面部每穴 0.3 ～ 0.5mL，四肢部每穴 1 ～ 2mL，胸背部每穴 0.5 ～ 1mL，腰臀部每穴 2 ～ 5mL。

（3）针具多使用一次性注射器。根据使用药物剂量大小以及针刺深浅，选用不同规格的注射器和针头，一般可使用 1mL、2mL、5mL 注射器，若肌肉肥厚部位可使用 5mL 或 10mL 注射器。针头可选用 5 ～ 7 号普通注射针头、牙科用 5 号长针头等。

3. 局部皮肤常规消毒，快速将注射针头刺入腧穴或阳性反应点，然后慢慢推进或上下提插，针下得气后回抽，若无回血，即可将药液注入。

4. 根据穴位所在部位及病变组织确定针刺深度，一般轻压即痛、病变在浅表的注射宜浅，用力按压出现疼痛、病变在深层的注射宜深。通常使用中等速度推入药物；慢性病、体弱者用轻刺激，将药物缓慢推入；急性病、体壮者用强刺激，将药物快速推入。如果注射药量较多，可由深至浅，边退针边推药，或将注射器变换不同的方向进行注射。

四、临证备要

1. 注射后注射部位出现疼痛、酸胀的感觉属于正常现象，4～8小时内局部有轻度不适，有时持续时间较长，但一般不超过 2 天。

2. 注意药物的性能、药理作用、剂量、配伍禁忌、副作用及过敏反应，并检查药物的有效期、药液有无沉淀变质等情况。凡能引起过敏反应的药物，如青霉素、链霉素、普鲁卡因等，均应在药敏试验结束并阴性的前提下方可使用。副作用较强的药物，亦当慎用。

3. 初次治疗及小儿、老人、体弱、敏感者，药物剂量应酌减。体质过分虚弱或有晕针史的患者不宜采用本法。

4. 严格消毒，防止感染，如注射后局部红肿、发热等，应及时处理。

5. 禁止将药物注射入血管内，一般也不宜注射入关节腔或脊髓腔，以免产生不良后果。此外，应注意避开神经干，以免损伤神经。

6. 回抽针栓见血液或积液时应立即出针，用无菌棉签或干棉球按压针孔 0.5～2 分钟，更换注射器和药液后重新注射。

7. 耳穴注射宜选用易于吸收、无刺激性的药物。注射深度以达皮下为宜，不可过深，以免注入软骨膜内。

8.治疗周期，慢性病一般每日或隔日 1 次，6 ～ 10 次为一个疗程。同一穴位两次注射宜间隔 1 ～ 3 天。

第九节　揿针技术

揿针技术又称埋针法，是以特制的小型针具刺入并固定于人体腧穴或者特定部位的皮内或皮下，达到持续刺激的一种治疗方法，以达到预防、治疗疾病的目的，具有安全、舒适、无创痛的特点。

一、适应证和禁忌证

揿针技术的适应证广泛，但某些疾病和部位也应避免使用揿针。

1. 适应证

揿针技术适用于各类痛症，如神经性头痛、偏头痛、胃痛、胆绞痛、胁痛、关节扭伤、肩颈腰椎疼痛、痛经等；也可应用于某些慢性疾病，如神经衰弱、高血压、哮喘、失眠、近视等。

2. 禁忌证

（1）关节处、红肿局部、皮肤化脓感染处、紫癜和瘢痕处，均不宜埋针。

（2）皮肤过敏者、出血性疾病患者，不宜埋针。

（3）孕妇、年老体弱者慎用。

二、物品准备

治疗盘、各型号揿针、75% 酒精棉签或酒精棉球、血管钳或镊子，必要时可备大毛巾。

三、基本操作方法

1. 根据病证和操作部位，选择合适型号的揿针，用 75% 酒精棉签或酒精棉球消毒，待干后，用血管钳或镊子取揿针，将针尖对准穴位，垂直按压揿入皮下，并固定于准确的穴位上。

2. 常用直压法按压，即用指腹垂直按压穴位，由上到下，左右对称，至患者产生酸、麻、胀、痛感，即"得气"。

3. 针具选择（以某品牌的揿针为例，直径是 0.22mm）

根据疾病和操作部位的不同选择相应的揿针。

（1）长度为 0.6mm 的揿针多用于颈部、耳部等皮肤较薄处。

（2）长度为 0.9mm 的揿针多用于颈部、肩部、腕部、手部、踝部等。

（3）长度为 1.2mm 的揿针多用于肩部、胸部、腹部等肌肉较丰厚处。

（4）长度为 1.5mm 的揿针多用于脊柱旁、腰部、臀部、腹部、上下肢等肌肉丰厚处。

四、临证备要

1. 埋针时严格无菌操作，以防感染。

2. 埋针处不可着水，夏天出汗较多，埋针时间勿过长，以防感染。

3. 关节附近不宜埋针，以免活动时引起疼痛。

4. 留针期间，每隔 4 小时左右用手按压埋针处 1～2 分钟，以加强刺激，增强疗效。

5. 埋针后 24 小时取下揿针，取针后用无菌棉球按压针孔 0.5～1 分钟，防止出血。

6. 埋针后刺痛较常见。处理方法：立即停止操作，将针取出，改选穴位重埋。

7. 埋针后感染较少见。预防方法：操作前观察皮肤，避免在红肿、疼痛、瘢痕及感染处的皮肤进行埋针。埋针前常规使用 75% 酒精进行局部消毒，揿针必须一穴位一枚，避免重复使用；埋针期间应保持局部皮肤清洁、干燥，如出现胶布潮湿、皮肤发红、揿针脱落等现象应及时更换；如自行按压，必须保证手部清洁，避免感染。

第十节　中药涂药技术

中药涂药技术是将中药制成水剂、酊剂、油剂、膏剂等剂型，涂抹于患处，或涂抹于纱布再敷于患处，以达到祛风除湿、解毒消肿、止痒镇痛目的的一种操作方法。

一、适应证和禁忌证

1. 适应证

适用于跌打损伤、烫伤、烧伤、疖痈、静脉炎等。

2. 禁忌证

无绝对禁忌证，婴幼儿颜面部、过敏体质者及孕妇慎用。

二、物品准备

治疗盘、中药制剂、治疗碗、弯盘、涂药板（棉签）、镊子、生理盐水棉球、纱布或绵纸、胶布或弹力绷带、治疗巾等，必要时备中单、屏风、大毛巾等。

三、基本操作方法

1. 根据涂药部位，取合理、舒适体位，暴露涂药部位，注意保护隐私及保暖。

2. 患处铺治疗巾，用生理盐水棉球清洁皮肤，并观察局部皮肤情况。

3. 将中药制剂均匀涂抹于患处，或涂抹于纱布再敷于患处，范围超出患处 1～2cm 为宜。

4. 各类剂型用法

（1）混悬液先摇匀后再用棉签涂抹。

（2）水、酊剂类药物用镊子夹棉球蘸取药物涂擦，干湿度适宜，以不滴水为度，涂药应均匀。

（3）膏状类药物用棉签或涂药板取药涂擦，涂药厚薄均匀，以 2～3mm 为宜。

（4）霜剂应用手掌或手指反复擦抹，使之渗入肌肤。

5. 特殊部位敷药

（1）对初起有脓头或成脓阶段的肿疡，脓头部位不宜涂药。

（2）乳痈涂药时，在敷料上剪一缺口，使乳头露出，利于乳汁的排空。

6. 根据涂药的位置、药物的性质，选择适当的敷料覆盖并固定。

四、临证备要

1. 涂药前需清洁局部皮肤。

2. 涂药不宜过厚、过多以防毛孔闭塞。

3. 涂药后，敷料包扎宜松紧适宜。观察局部及全身的情况，如出现丘疹、瘙痒、水疱或局部肿胀等现象，应停止用药，并将药物擦洗干净。若症状不缓解，应及时就医治疗。

4. 患处若有敷料，不可强行撕脱，可用生理盐水棉球沾湿敷料后再揭，并擦去药迹。

5. 中药可致皮肤着色，数日后可自行消退。

第十一节　中药熏药技术

中药熏药技术是借用中药热力及药理作用熏蒸患处以防治疾病的一种操作方法。中药熏药技术具有疏通经络、调理气血、祛风除湿、清热解毒、消肿止痛等功效。

一、适应证和禁忌证

中药熏药技术的适用范围较广，但某些疾病和部位也应避免用熏药。

1. 适应证

熏药技术适应证包括骨伤科疾病如膝关节骨性关节炎、肩关节周围炎等，肛肠科疾病如痔、肛瘘、肛裂、肛周脓肿等，妇科疾病如霉菌性阴道炎等，皮肤科疾病如银屑病、急慢性湿疹等，周围血管疾病如动静脉内瘘、下肢静脉曲张等，神经科疾病如中风后下肢感觉障碍等，眼科疾如干眼症、糖尿病视网膜病变等。

2. 禁忌证

（1）急性严重疾病，接触性传染病；血小板减少性紫癜、白血病及血友病等出血性疾病；精神分裂症，抽搐，高度神经质及不合作者。

（2）皮肤及中药过敏，皮肤肿瘤（肿块）部，孕妇腹部、腰骶部。熏药部位有破损、溃疡者慎用。

二、物品准备

药液、中单、熏药器具、水温计、治疗巾或浴巾，必要时备屏风。

三、基本操作方法

1. 配备熏药液。将中药饮片加水浸泡 30 分钟后煎煮，加水量以超过药面 3 ～ 5cm 为宜。武火煮沸后转文火煮 20 ～ 30 分钟，收集药液，备用。准备好配制的熏药药液，取汁 1000mL，自行加热至 50 ～ 70℃。熏药时的药液温度一般为 50 ～ 70℃，坐浴浸洗时药液温度一般为 36 ～ 40℃，其他熏药法浸洗时药液温度多为 38 ～ 45℃，以自我感觉舒适为宜。

2. 将药液倒入合适容器中，加水量以能全部浸泡患处为宜。熏药前应清洗熏药部位。若熏药局部存在破损，应停止熏药。提前排空大小便。

3. 根据熏药部位，取合理、舒适体位，暴露熏药部位，注意保护隐私及保暖。

4.治疗时间为20分钟。在熏药过程中，如有不适感，应及时停止操作，卧床休息，必要时及时就医治疗。

5.熏药结束及时擦干熏药部位，注意保暖；及时补充水分，以免因出汗过多造成脱水；熏药出汗后，禁止用冷水冲洗；禁食生冷食物。

四、临证备要

1.冬季注意保暖，暴露部位尽量加盖衣被。

2.患者熏药完毕要注意保暖，避免受凉引起病情加重。

3.熏药时应随时注意患者身体反应，如乏力、头晕、出汗情况等，一旦发现异常，立即停止熏药。

4.烫伤较常见。预防方法：药液温度不宜过高。如烫伤，用烫伤膏或紫草油等外涂。

5.过敏较少见。熏药局部可能会出现瘙痒、刺痛感、烧灼感等，或出现干燥性红斑、脱屑等。症状轻者可自行恢复，重者可应用抗过敏药物。避免过度搔抓，使皮肤破损而产生感染。

6.大汗淋漓、心慌、头晕、胸闷、低血糖休克等较少见。在过饥或过饱状态下熏药，会出现这些不适症状。应及时通风，注意卧床休息，头部略抬高15°～20°，并饮少许热水。若为低血糖休克，则立即掐点水沟、百会、涌泉穴位，喂以红糖水，必要时就医治疗。

第十二节　中药热熨敷技术

中药热熨敷技术是将中药加热后装入布袋，在人体局部或一定穴位上移动，利用温热之力使药性通过体表透入经络、血脉，从而起到温经通络、行气活血、散寒止痛、祛瘀消肿等作用的一种操作方法。

一、适应证和禁忌证

1. 适应证

（1）风湿痹证引起的关节冷痛、酸胀、沉重、麻木。

（2）跌打损伤等引起的局部瘀血、肿痛。

（3）扭伤引起的腰背不适、行动不便。

（4）脾胃虚寒所致的胃脘疼痛、腹冷泄泻、呕吐等症状。

2. 禁忌证

（1）各种实热证或麻醉未清醒者。

（2）腹部包块性质不明者及孕妇腹部。

（3）身体大血管处、皮肤有破损处及病变部位感觉障碍者。

（4）急性软组织损伤，有恶性肿瘤、金属移植物等部位。

二、物品准备

治疗盘、药物及器具、凡士林、棉签、纱布袋 2 个、大毛巾、纱布或纸巾，必要时备毛毯、温度计等。

三、基本操作方法

1. 根据药熨部位，取合理、舒适体位，充分暴露药熨部位，注意保护隐私及保暖。

2. 将药物加热至 60 ～ 70℃，备用。

3. 先用棉签在药熨部位涂一层凡士林，将药袋放到患处或相应穴位处用力往返推熨，以患者能耐受为宜。力量要均匀，开始时用力要轻，速度可稍快，随着药袋温度的降低，力量可增大，同时速度减慢。药袋温度过低时，及时更换药袋或加温。

4. 药熨治疗过程中注意观察局部皮肤的颜色情况，注意温度的变化。

5. 结束后擦净局部皮肤，整理衣服。注意避风保暖，多饮温开水。

四、临证备要

1. 治疗时间，每次 15 ～ 30 分钟，每日 1 ～ 2 次。

2. 治疗过程中应保持药袋温度，温度过低则需及时更换或加热。

3. 药熨温度适宜，一般保持 50 ～ 60℃，不宜超过 70℃，年老、婴幼儿及感觉障碍者，药熨温度不宜超过50℃。治疗过程中注意保暖。

4.药熨过程中应随时注意温度的变化，观察皮肤颜色变化，一旦出现水疱或烫伤时应立即停止。若局部出现小水疱，予湿润烧伤膏外涂；如水疱较大，消毒后用无菌注射器抽出疱液，外涂湿润烧伤膏，并以无菌纱布覆盖，保持干燥，防止感染。严重者应及时就医治疗。

第十三节　穴位贴敷技术

穴位贴敷技术是将药物制成一定剂型，贴敷到人体穴位，通过刺激穴位，激发经气，起到通经活络、清热解毒、活血化瘀、消肿止痛、行气消痞、扶正强身作用的一种操作方法。

一、适应证和禁忌证

穴位贴敷技术的适用范围较广，但某些疾病和部位也应避免贴敷。

1.适应证

适用于恶性肿瘤、各种疮疡及跌打损伤等疾病引起的疼痛；消化系统疾病引起的腹胀、腹泻、便秘；呼吸系统疾病引起的咳喘等症状。

2. 禁忌证

（1）皮肤破损、红疹、瘙痒等处禁止贴敷。

（2）孕妇的脐部、腹部、腰骶部，以及某些敏感穴位如合谷、三阴交等处不宜贴敷，以免局部刺激引起流产。

二、物品准备

治疗盘、棉纸或薄胶纸、贴敷的药物、压舌板、无菌棉垫或纱布、胶布或绷带、生理盐水棉球，必要时备屏风、毛毯等。

三、基本操作方法

1. 根据敷药面积，取大小合适的棉纸或薄胶纸，用压舌板将所需药物均匀地涂抹于棉纸或薄胶纸上，厚薄适中。

2. 将药物贴敷于穴位上，以胶布或绷带固定，松紧适宜。为避免药物受热溢出污染衣物，可加敷料或棉垫覆盖。

3. 观察局部皮肤，注意有无不适感。

4. 穴位贴敷完毕后，擦净局部皮肤，协助着衣，安排舒适体位。

四、临证备要

1. 药物应均匀涂抹于绵纸中央，厚薄一般以 0.2～0.5cm 为宜，覆盖敷料大小适宜。

2. 贴敷部位应交替使用，不宜单个部位连续贴敷。

3. 除拔毒膏外，患处有红肿及溃烂时不宜贴敷药物，以免发生化脓性感染。

4. 对于残留在皮肤上的药物不宜采用肥皂或刺激性物品擦洗。

5. 使用贴敷药后，如出现红疹、瘙痒、水疱等过敏现象，应暂停使用，并及时处理。

第十四节　中药灌肠技术

中药灌肠技术是将中药药液从肛门灌入直肠或结肠，使药液保留在肠道内，通过肠黏膜的吸收起到清热解毒、软坚散结、泄浊排毒、活血化瘀等作用的一种操作方法。

一、适应证和禁忌证

中药灌肠技术的适用较广，但某些疾病也应避免。

1. 适应证

适用于慢性肾衰、慢性疾病所致的腹痛、腹泻、便秘、发热、带下等症状。

2. 禁忌证

肛门、直肠、结肠术后，大便失禁、孕妇、急腹症和下消化道出血的患者。

二、物品准备

治疗盘、弯盘、煎煮好的药液、一次性灌肠袋、水温计、纱布、一次性手套、垫枕、中单、液状石蜡、棉签等，必要时备便盆、屏风等。

三、基本操作方法

1.取左侧卧位（必要时根据病情选择右侧卧位），充分暴露肛门，垫中单于臀下，置垫枕以抬高臀部10cm，注意保护隐私及保暖。

2.测量药液温度（39～41℃），液面距离肛门不超过30cm，中药灌肠药量不宜超过200mL。

3.用液状石蜡润滑肛管前端，排液。暴露肛门，插肛管时，可嘱患者张口呼吸以使肛门松弛，便于肛管顺利插入。插入10～15cm，缓慢滴入药液（滴入的速度视病情而定），滴注时间15～20分钟。滴入过程中随时观察耐受情况，如有不适或便意，及时调节滴入速度，必要时终止滴入。

4.药液滴完，夹紧并拔除肛管，擦干肛周皮肤，用纱布轻揉肛门处，取舒适卧位，抬高臀部。

四、临证备要

1.注意保暖，病室环境、温度应适宜。

2.中药灌肠前了解有无药物过敏史，并及时排空二便。

3.灌肠液保留1小时以上为宜。保留时间长，有利于药物吸收。

4.慢性痢疾，病变多在直肠和乙状结肠，宜采纳左侧卧位，插入深度15～20cm为宜；溃疡性结肠炎病变多在乙状结肠或降结肠，插入深度18～25cm；阿米巴痢疾病变多在回盲部，应取右侧卧位。

5.当出现脉搏细速、面色苍白、出冷汗、剧烈腹痛、心慌等，应立即停止灌肠并及时处理。

第十五节　经穴推拿技术

经穴推拿技术是以按法、点法、推法、叩击法等手法作用于经络腧穴，以防治疾病的一种操作方法。它具有减轻疼痛、调节胃肠功能、温经通络等作用。

一、适应证和禁忌证

经穴推拿技术的适用范围较广，但某些疾病和部位也应避免应用。

1.适应证

适用于各种急慢性疾病所致的痛症，如头痛、肩颈痛、腰腿痛、痛经，以及失眠、便秘等症状。

2. 禁忌证

肿瘤肿块处、感染局部及孕妇腰腹部禁用。女性经期腰腹部慎用。

二、物品准备

治疗巾，必要时备纱布、介质、屏风等。

三、基本操作方法

1. 根据推拿部位，取合理、舒适体位，充分暴露推拿部位，注意保护隐私及保暖。腰腹部推拿时排空二便。

2. 确定腧穴部位，选用适宜的推拿手法及强度。推拿时间一般宜在饭后 1～2 小时进行。每个穴位施术 1～2 分钟，以局部穴位透热为度。常见疾病推拿部位和穴位如下：

（1）头面部：印堂、太阳、头维、攒竹、上睛明、鱼腰、丝竹空、四白等。

（2）颈项部：风池、风府、肩井、天柱、大椎等。

（3）胸腹部：天突、膻中、中脘、下脘、气海、关元、天枢等。

（4）腰背部：肺俞、肾俞、心俞、膈俞、华佗夹脊、大肠俞、命门、腰阳关等。

（5）肩部及上肢部：肩髃、肩贞、手三里、天宗、曲池、极泉、小海、内关、合谷等。

（6）臀及下肢部：环跳、居髎、风市、委中、昆仑、足三里、阳陵泉、梁丘、血海、膝眼等。

3. 常用推拿手法

（1）点法：用指端或屈曲的指间关节着力于施术部位，持续地进行点压，称为点法。此法包括拇指端点法、屈拇指点法和屈食指点法等，临床以拇指端点法常用。

1）拇指端点法：手握空拳，拇指伸直并紧靠于食指中节，以拇指端着力于施术部位或穴位上。前臂与拇指主动发力，进行持续点压。亦可采用拇指按法的手法形态，用拇指端进行持续点压。

2）屈拇指点法：屈拇指，以拇指指间关节桡侧着力于施术部位或穴位，拇指端抵于食指中节桡侧缘以助力。前臂与拇指主动施力，进行持续点压。

3）屈食指点法：屈食指，其他手指相握，以食指第一指间关节突起部着力于施术部位或穴位上，拇指末节尺侧缘紧压食指指甲部以助力。前臂与食指主动施力，进行持续点压。

（2）揉法：是以一定力按压在施术部位，带动皮下组织做环形运动的手法。

1）拇指揉法：是以拇指罗纹面着力按压在施术部位，带动皮下组织做环形运动的手法。以拇指罗纹面置于施术部位上，余四指置于其相对或合适的位置以助力，腕关节微屈或伸直，拇指主动做环形运动，带动皮肤和皮下组织，每分钟操作 120 ～ 160 次。

2）中指揉法：是以中指罗纹面着力按压在施术部位，带动皮下组织做环形运动的手法。中指指间关节伸直，掌指关节微屈，以中指罗纹面着力于施术部位上，前臂做主动运动，通过腕关节使中指罗纹面在施术部位上做轻柔灵活的小幅度的环形运动，带动皮肤和皮下组织，每分钟操作120～160次。为加强揉动的力量，可以食指罗纹面搭于中指远侧指间关节背侧进行操作，也可用无名指罗纹面搭于中指远侧指间关节背侧进行操作。

3）掌根揉法：是以手掌掌面掌根部位着力按压在施术部位，带动皮下组织做环形运动的手法。肘关节微屈，腕关节放松并略背伸，手指自然弯曲，以掌根部附着于施术部位上，前臂做主动运动，带动腕掌做小幅度的环形运动，使掌根部在施术部位上环形运动，带动皮肤和皮下组织，每分钟操作120～160次。

在临床治疗的实际运用中，上述这些基本操作方法可以单独或复合运用，也可以选用属于经穴推拿技术的其他手法，比如按法、弹拨法、叩击法、拿法、掐法等，视具体情况而定。

（3）叩击法：用手特定部位，或用特制的器械，在治疗部位反复拍打叩击的一类手法，称为叩击类手法。用各种叩击法操作时，用力应果断、快速，击打后将术手立即抬起，叩击的时间要短暂。击打时，手腕既要保持一定的姿势，又要放松，以一种有控制的弹性力进行叩击，使手法既有一定的力度，又感觉缓和舒适，切忌用暴力打击，以免造成不必要的损伤。

四、临证备要

1. 推拿前应修剪指甲，以防损伤患者皮肤。

2. 推拿时用力要适度。

3. 推拿过程中，注意保暖，保护隐私。

4.严重心血管疾病患者禁用叩击法，心脏搭桥患者慎用叩击法。

5.推拿过程中若有不适，应及时调整手法或停止操作，以防发生意外。

下篇　慢性病调治

第一章　肺系病证

第一节　咳嗽

咳嗽是指由外感或内伤因素导致肺失宣降，肺气上逆作声，或咳吐痰液的一种病证。有声无痰为咳，有痰无声为嗽，有痰有声为咳嗽，一般多为痰声并见，难以截然分开，故统称咳嗽。咳嗽既是肺系多种疾病的一个症状，又是独立的病证。凡急慢性支气管炎、急慢性咽炎、支气管扩张、肺炎等，以咳嗽为主要表现者，或其他疾病如肺脓肿、肺结核等兼见咳嗽者，均属本病证的讨论范围，可参考本节辨证调治。

一、病因病机

咳嗽按病因分外感咳嗽和内伤咳嗽两大类。外感咳嗽为六淫外邪侵袭肺系；内伤咳嗽为脏腑功能失调，内邪干肺。不论邪从外而入，或自内而发，均可引起肺失宣肃，肺气上逆，而致咳嗽。

1. 外感淫邪

外感六淫之邪，从口鼻或皮毛而入，侵袭肺系，郁闭肺气，肺失宣肃，而致肺气上逆作声，咳吐痰液。多因起居不慎、气候失常、冷暖失宜，或过度疲劳，正气不足，以致肺的卫外功能减退或失调，邪从外而入，内舍于肺，导致咳嗽。

2. 饮食不节

因嗜好烟酒等辛温燥烈之品，熏灼肺胃，酿生痰热，或过食肥甘厚味，伤及脾胃，痰浊内生，或因平素脾失健运，水谷不能化为精微上输以养肺，反而聚为痰浊，痰邪干肺，肺气上逆，乃生咳嗽。

3. 情志内伤

情志不遂，郁怒伤肝，肝气郁结，失于条达，气机不畅，日久气郁化火，因肝脉布胁而上注于肺，故气火循经犯肺，发为咳嗽。

4. 肺脏自病

肺系疾病反复迁延不愈，伤阴耗气，肺主气、司呼吸功能失常，以致肃降无权，肺气上逆。

二、诊断

1. 咳逆有声或伴咳痰。

2. 听诊两肺呼吸音正常或增粗，或可闻及干湿啰音。

3. 外感咳嗽起病较急，病程较短，常伴恶寒发热等症；内伤咳嗽多为久病，常反复发作，病程较长，多伴有其他脏腑功能失调的症状。

4.血常规、胸部 X 线、CT、肺功能等检查可协助诊断。

三、临床表现

1. 外感咳嗽

（1）风寒袭肺：咳嗽声重有力，咽痒气急，咳痰稀薄色白，常伴鼻塞、流清涕、头痛、肢体酸楚，或见恶寒、发热、无汗等表证，舌苔薄白，脉浮或浮紧。

（2）风热犯肺：咳嗽频剧，声重气粗，或咳声嘶哑，喉燥咽痛，痰黏色白或黄稠，咯吐不爽，常伴鼻流黄涕，口微渴，头痛汗出，肢体酸楚，或有发热、恶风等表证，舌质红，苔薄黄，脉浮数或浮滑。

（3）风燥伤肺：干咳，连声作呛，无痰，或痰少而黏难咳，或痰中夹有血丝，伴咽干喉痒，唇鼻干燥，口干，初起或伴鼻塞、头痛、身热等症，舌质干红而少津，苔薄白或薄黄，脉浮数。

2. 内伤咳嗽

（1）痰湿蕴肺：咳嗽反复发作，咳声重浊，痰多易咳，黏腻或稠厚成块或稀薄，色白或带灰色，晨间或食后咳痰甚，进肥甘食物加重，因痰而嗽，痰出咳平，伴胸闷，脘痞，呕恶，纳差，腹胀，乏力，大便时溏，舌苔白腻，脉濡滑。

（2）痰热郁肺：咳嗽气粗，或喉中有痰声，痰多质黏或稠黄，咯吐不爽，或有热腥味，或咯血痰，伴胸胁胀满，咳时引痛，面赤，或有身热，口干而黏欲饮，舌质红，苔薄黄腻，脉滑数。

（3）肝火犯肺：气逆咳嗽阵作，咳时面红目赤，烦热咽干，咳引胸痛，可随情绪波动增减，常感痰滞咽喉，量少质黏难咯，或痰如絮条，口干口苦，胸胁胀痛，舌红或舌边红，苔薄黄少津，脉弦数。

（4）肺阴亏耗：干咳，咳声短促，痰少黏白，或痰中夹血丝，或声音逐渐嘶哑，伴口干咽燥，或午后潮热，颧红，手足心热，夜寐盗汗，神疲乏力，日渐消瘦，舌红少苔，脉细数。

四、辨证施术

1. 督灸和悬灸技术

患者取合理、舒适体位。风寒袭肺、痰湿蕴肺者，可进行督灸。在背部督脉上放置大纱布和督灸器具，铺上姜泥，再在姜泥上铺艾绒，点燃艾绒。根据患者证型及耐热程度，选择合适的灸治次数。或进行悬灸，采用温和灸、雀啄灸、回旋灸手法，取肺俞、大椎、天突、膻中、列缺穴，风寒袭肺者加风门，痰湿蕴肺者加丰隆穴。

2. 刮痧技术

患者取合适体位，按刮痧手法、刮痧顺序、力度及出痧要求，在头部、颈肩部、背部及上肢进行刮拭。自大椎至至阳穴刮拭督脉，自大杼至肺俞穴刮拭两侧膀胱经，自天突至膻中穴刮拭任脉，点刮中府、尺泽、列缺、合谷穴，以出痧为度。风寒袭肺证重点刮拭大椎、风门；风热犯肺证重点刮拭曲池、外关；痰湿蕴肺证重点刮拭丰隆、足三里；肝火犯肺证重点刮拭太冲、阳陵泉；肺阴亏耗证重点刮拭肺俞、太溪。刮痧宜用力均匀，以出现紫色出血点为度。

3. 拔罐技术

患者取合理、舒适体位，根据辨证灵活运用闪罐、揉罐、走罐、抖罐、留罐等不同手法进行拔罐。拔罐治疗常取肺俞、天突、膻中、中府等穴。风寒袭肺者，加风门、大杼穴；风热犯肺者，加大椎穴；痰湿蕴肺者，加脾俞、丰隆穴；肺阴亏耗者，加照海、太溪穴。

五、临证备要

1. 保持病室洁净，空气新鲜，定时开窗通风，温度 18～22℃，湿度 50%～60%。避免烟尘、花粉、异味刺激，禁止吸烟。注意休息，避免劳累。在病情许可的情况下，适当进行散步、做呼吸操、打太极拳等锻炼。鼓励患者有效咳痰，先漱口或饮少量水湿润咽部，深吸一口气，屏气 1～2 秒，再用力咳嗽，将深部的痰咳出。风燥伤肺者，干咳剧烈时，协助患者取坐位或半卧位，舌尖抵上腭，或少量饮水润喉，以减轻咳嗽；痰热郁肺者，加强口腔护理，可用温水或 20%一枝黄花液或银花甘草液漱口，每日3～4 次。

2. 观察咳嗽的时间、节律、性质、声音以及加重因素。观察记录痰液的色、质、量、味及咯出情况等。观察体温、呼吸等生命体征变化，预防发生并发症。

3. 饮食以清淡、易消化、富营养为原则。忌肥甘厚味、辛辣刺激、粗糙之品，戒烟酒。多食新鲜果蔬，鼓励患者多饮水。风寒袭肺者，饮食宜温热，以宣肺散寒之品为宜，如葱白、生姜、紫苏叶等，可服杏仁粥、杏仁奶以止咳，忌收涩之品；风热犯肺者，以清热化痰止咳之品为宜，如白萝卜、梨、枇杷、甘蔗、荸荠、川贝、竹沥水等，干咳作呛、痰少质黏难咳者可食川贝蒸梨，以润肺化痰止咳；风燥伤肺者，以疏风润燥之品为宜，如苏叶、桑叶、豆豉、银耳、梨、黄瓜、油菜等；痰湿蕴肺者，以健脾化湿之品为宜，如赤小豆、薏苡仁、白扁豆、山药等，忌助湿生痰之品；肝火犯肺者，以清肝泻火之品为宜，如芹菜、白菊花等，可服绿豆汁、绿豆百合粥、鲜藕汁、雪梨汁、麦冬炖梨饮等凉润之品；肺阴亏耗者，以滋阴润肺止咳之品为宜，如银耳、百合、麦冬、甲鱼等，可食雪梨汁、枇杷汁、甘蔗汁、百合莲子粥、天门冬粥等，忌燥热之品。恢复期宜食鸡汤、猪肉、牛奶等以助正气。

4.病程较长者，应予以安慰和鼓励，消除思想顾虑，增强康复信心，可采用五行音乐疗法。

第二节　喘证

喘证是因感受外邪、饮食不当、情志失调等导致肺失宣降，肺气上逆，或久病气虚，肾失摄纳，以呼吸困难，甚则张口抬肩，鼻翼扇动，不能平卧等为主要临床表现的一种肺系病证。严重者可由喘致脱出现喘脱之危重证候。喘病日久可转成肺胀。喘作为一个症状，可出现多种急慢性疾病过程中，当喘成为这些疾病某一阶段的主症时，即为喘证。西医学中的肺炎、喘息性支气管炎、肺气肿、肺源性心脏病、心源性哮喘、肺结核、硅肺及癔症等以呼吸困难为主要临床表现时，均可参照本节辨证调治。

一、病因病机

喘证由多种疾患引起，病因复杂，概言之有外感、内伤两大类。外感为六淫外邪侵袭肺系；内伤为饮食不当、情志失调、劳欲久病等导致肺气上逆，宣降失职，或气无所主，肾失摄纳而成。喘证的病位在肺和肾，与肝、脾关系密切，其严重阶段，常影响心。一般实喘在肺，虚喘责之肺、肾。本证的严重阶段，不但肺肾俱虚，在孤阳欲脱之时，可病及心，甚则喘汗致脱。

1. 外邪侵袭

因重感风寒，邪袭于肺，内则壅遏肺气，外则郁闭皮毛，肺卫为邪所伤，肺气不得宣畅，或因风热犯肺，肺气壅实，甚则热蒸液聚而成痰，清肃失司，以致肺气上逆作喘。若表寒未解，内已化热，或肺热素盛，寒邪外束，热不得泄，则热为寒遏，肺失宣降，气逆而喘。

2. 饮食不当

饮食不节，特别是多食膏粱厚味，积而不化，既影响脾胃功能，变生痰浊，又因积食化热，熏蒸气道，影响人体气机的正常升降，而成为喘证的内在病因。

3. 情志失调

情志不遂，忧思气结，肺气闭阻，气机不利，或郁怒伤肝，肝气上逆于肺，肺气不得肃降，升多降少而喘。

4. 久病劳欲

久病致肺之气阴不足，气失所主而短气喘促。久病不愈者，可由肺及肾，或劳欲伤肾，精气内夺，根本不固，气失摄纳，上出于肺，出多入少，逆气上奔而为喘。

二、诊断

1. 以喘促短气，呼吸困难，甚至张口抬肩，鼻翼扇动，不能平卧，口唇发绀为特征。

2. 多有慢性咳嗽、哮病、肺痨、心悸等心肺病史。每遇外感、情志刺激及劳累而诱发。

三、临床表现

1. 实喘

（1）风寒壅肺：喘息，呼吸气急，胸部胀闷，咳嗽，痰多稀薄色白，头痛，鼻塞，喷嚏，流清涕，无汗，恶寒，或伴发热，口不渴，舌苔薄白而滑，脉浮紧。

（2）表寒肺热：喘逆上气，胸胀或痛，息粗，鼻扇，咳而不爽，咳痰稠黏，形寒，身热，烦闷，身痛，有汗或无汗，口渴，溲黄，便干，舌质红，苔薄白或燥黄，脉浮数或滑。

（3）痰热郁肺：喘咳气涌，胸部胀痛，痰多质黏色黄，或痰中带血，伴胸中烦闷，身热有汗，面红，咽干，口渴而喜冷饮，尿赤，或便秘，舌质红，舌苔薄黄或黄腻，脉滑数。

（4）痰浊阻肺：喘而胸满闷窒，甚则胸盈仰息，咳嗽，痰多黏腻色白，咳吐不利，或脘闷，呕恶，纳呆，口黏不渴，舌质淡，苔厚腻色白，脉滑或濡。

（5）肺气郁痹：每遇情志刺激而诱发，发时突然呼吸短促，息粗气憋，胸闷胸痛，咽中如窒，但喉中痰鸣不著，平素常多忧思抑郁，或失眠，心悸，或不思饮食，大便不爽，或心烦易怒，面红耳赤，舌质淡或红，苔薄白或薄黄，脉弦或弦数。

2. 虚喘

（1）肺气虚：喘促短气，气怯声低，喉有鼾声，咳声低弱，痰吐稀薄，自汗畏风，或见咳呛，痰少质黏，烦热而渴，咽喉不利，面颧潮红，舌质淡红或有苔剥，脉软弱或细数。

（2）肾气虚：喘促日久，气息短促，呼多吸少，动则尤甚，气不得续，形瘦神惫，小便常因咳甚而失禁，或尿后余沥，面青唇紫，汗出肢冷，跗肿，或见喘咳，面红烦躁，口咽干燥，足冷，汗出如油，舌质淡，苔薄或黑润，或舌红少津，脉微细或沉弱，或细数。

（3）正虚喘脱：喘逆剧甚，张口抬肩，鼻翼扇动，端坐不能平卧，稍动则喘剧欲绝，心慌动悸，烦躁不安，肢厥，面青唇紫，汗出如珠，舌质淡而无华或干瘦枯萎，少苔或无苔，脉浮。

四、辨证施术

1. 耳穴压豆技术

患者取合理、舒适体位，探查耳穴敏感点，清洁耳郭处皮肤，确定贴压部位。主穴：肺、气管、神门、皮质下、交感、肺。配穴：风寒壅肺证加平喘、肾上腺；表寒肺热证及痰热郁肺证加内分泌、肾上腺；痰浊阻肺证加脾、胃、三焦、胰；肺气郁痹证加肾上腺。

2. 穴位贴敷技术

患者取合理、舒适体位。实喘以手太阴肺经、足太阳膀胱经及任脉穴为主，取肺俞、定喘、膻中、尺泽、列缺为主穴，风寒证加风池、风门，痰热证加曲池、丰隆，痰浊证加天突；虚喘以手太阴肺经、足少阴肾经、足太阳膀胱经及经外奇穴为主，取肺俞、定喘、膏肓、肾俞、太渊、太溪为主穴，肺气虚证加气海，肾气虚证加阴谷、关元。

五、临证备要

1. 病室环境应整洁、安静，空气新鲜，温湿度适宜。室内严禁吸烟，避免粉尘和特殊气味的刺激。风寒壅肺、虚证患者病室温度宜偏高，注意防寒保暖；表寒里热、痰热郁肺、痰浊阻肺、肺气郁痹患者病室温度适宜，空气新鲜，卧床休息。喘证发作时取半坐卧位或端坐卧位，必要时设置跨床小桌，以便患者伏桌休息。有痰患者应保持呼吸道通畅，痰多黏稠不易咳出者，可协助翻身拍背或雾化吸入，以利于排痰。

2. 饮食宜清淡、营养丰富、易消化，忌食生冷、油腻、辛辣等刺激性食物。风寒壅肺者，宜食葱白、洋葱、生姜、紫苏叶等辛温之品，以助祛邪外出，忌食生冷瓜果；痰热郁肺者，多食萝卜、鸭梨、枇杷、荸荠等凉性新鲜蔬果，多饮水，忌食辛辣、油腻食物及烟酒等；痰湿蕴肺者，注意除湿化痰，可选食薏苡仁、冬瓜、赤小豆等健脾利湿化痰之品，忌食糯米、黏甜及油腻煎炸等食物，以免助湿生痰；水凌心肺者，宜加强营养，予少盐或无盐食物，饮水量要适宜，也可服用葶苈大枣汤；肺气亏虚者，可给补益肺脾的食物，如莲子、茯苓饼、百合粥、党参粥等；肾不纳气者，可食血肉有情之品，如甲鱼及猪、牛、羊等动物的肾脏、骨髓或脊髓，多食核桃、黑芝麻、蛤蚧等补肾纳气定喘之品。

3. 感冒、咳嗽等肺系疾病宜及时治疗，合理用药，防止病情迁延、反复损伤肺气。

第三节 哮病

哮病是由于宿痰伏肺，遇诱因或感邪引触，导致痰阻气道，气道挛急，肺失肃降，肺气上逆所致的一种发作性痰鸣气喘疾患。发作时以喉中哮鸣有声，呼吸急促困难，甚则喘息不能平卧为主要临床表现。哮病是一种反复发作缠绵难愈的疾病。部分儿童、青少年至成年时，肾气日盛，正气渐充，辅以药物治疗，可以终止发作。但中老年、体弱久病者，难以根除，可发展为肺胀。西医学中的支气管哮喘、哮喘性支气管炎、嗜酸性粒细胞增多症（或其他急性肺部过敏性疾患）所致的以痰鸣气喘为主要表现者，可参照本节辨证调治。

一、病因病机

哮病的发生，乃宿痰内伏于肺，复因外感、饮食、情志、劳倦等诱因引触，以致痰阻气道，气道挛急，肺失肃降，肺气上逆所致。病位在肺，涉及脾、肾。其病理因素以痰为主，痰的产生责之于肺不能布散津液，脾不能转输精微，肾不能蒸化水液，以致津液凝聚成痰，伏藏于肺，成为哮病发生的"夙根"。发作时的基本病理变化为痰阻气闭，以邪实为主。本病若长期反复发作，寒痰伤及脾肾之阳，痰热耗灼肺肾之阴，则可从实转虚，在平时表现为肺、脾、肾等脏气虚弱之候。

1. 外邪侵袭

外感风寒或风热之邪，未能及时表散，邪气内蕴于肺，壅遏肺气，气不布津，聚液生痰而成哮。

2. 饮食不当

贪食生冷，脾阳受困，寒饮内停，或嗜食酸咸肥甘，积痰蒸热，或因进食海膻等发物，而致脾失健运，饮食不归正化，水湿不运，痰浊内生，上干于肺，壅阻肺气而发哮病。

3. 情志失调

忧郁恼怒、思虑过度等，导致肝气郁结，木不疏土，或郁怒伤肝，肝气横逆，木旺乘土，均致脾失健运，失于转输，水湿蕴成痰浊，上干于肺，阻遏肺气，发为哮病。

4. 病后体虚

素体禀赋薄弱，体质不强，或病后体弱（如幼年患麻疹、顿咳，或反复感冒、咳嗽日久等），导致肺、脾、肾虚损，痰浊内生，成为哮病之因。肺气耗损，气不化津，痰饮内生，或阴虚火盛，热蒸液聚，痰热胶固，或脾虚水湿不运，肾虚水湿不能蒸化，痰浊内生，均可成为哮病之因。一般体质不强者多以肾虚为主，多见于幼儿，故有"幼稚天哮"之名；病后所致者以肺脾虚为主。

二、诊断

1. 发作时喉中哮鸣有声，呼吸困难，甚则张口抬肩，不能平卧，或唇甲青紫，数分钟或数小时后缓解。

2. 呈反复发作性。常由气候突变、饮食不当、情志失调、劳累等诱发。发作前多有鼻痒、喷嚏、咳嗽、胸闷、情绪不宁等先兆。

3. 多有过敏史或家族史。

4. 平时可一如常人，或稍感疲劳、纳差。但病程日久，反复发作，导致正气亏虚，可常有轻度哮鸣，甚至在大发作时持续难平，出现喘脱。

三、临床表现

1. 发作期

（1）冷哮：呼吸急促，喉中哮鸣有声，胸膈满闷如塞，咳不甚，痰少咯吐不爽，或清稀呈泡沫状，口不渴，或渴喜热饮，面色青晦，形寒怕冷，天冷或受寒易发，舌质淡，舌苔白滑，脉弦紧或浮紧。

（2）热哮：气粗息涌，喉中痰鸣如吼，胸高胁胀，咳呛阵作，咳痰色黄或白，黏浊稠厚，咳吐不利，烦闷不安，汗出，面赤，口苦，口渴喜饮，舌质红，苔黄腻，脉滑数。

（3）寒包热哮：喉中哮鸣有声，胸膈烦闷，呼吸急促，喘咳气逆，咳痰不爽，痰黏色黄，或黄白相兼，烦躁，发热，恶寒，无汗，身痛，口干欲饮，大便偏干，舌尖边红，苔白腻罩黄，脉弦紧。

（4）风痰哮：喉中痰涎壅盛，声如拽锯，或鸣声如吹哨笛，喘急胸满，但坐不得卧，咳痰黏腻难出，或为白色泡沫痰液，无明显寒热倾向，面色青黯，起病多急，发前自觉鼻、咽、眼、耳发痒，喷嚏，鼻塞，流涕，胸部憋闷，随之迅即发作，舌苔厚浊，脉滑实。

（5）虚哮：喉中哮鸣如鼾，声低，气短息促，动则喘甚，发作频繁，甚则持续喘哮，口唇、爪甲青紫，咳痰无力，痰涎清稀或质黏起沫，面色苍白或颧红唇紫，口不渴或咽干口渴，形寒肢冷或烦热，舌质淡或偏红，或紫黯，脉沉细或细数。

2. 缓解期

（1）肺脾气虚：气短声低，喉中有轻度哮鸣声，痰多质稀，色白，自汗，怕风，常易感冒，倦怠无力，食少便溏，每因劳倦、气候变化、饮食不当而引发，发病前喷嚏频作，鼻塞流涕，舌质淡，苔白，脉细弱。

（2）肺肾两虚：短气息促，动则为甚，吸气不利，咳痰质黏起沫，脑转耳鸣，腰膝酸软，心慌，不耐劳累。或五心烦热，颧红，口干，舌质红少苔，脉细数，或畏寒肢冷，面色苍白，舌苔淡白，质胖，脉沉细。

四、辨证施术

1. 穴位贴敷技术

患者取合理、舒适的体位，以足太阳膀胱经、任脉穴为主，取天突、肺俞、脾俞、膈俞为主穴。冷哮证加风门；热哮证加心俞、肾俞、定喘；虚哮证加膏肓、百劳；肺脾气虚证加心俞、大椎；肺肾两虚证加大椎、天突、膻中、定喘。

2. 刮痧技术

患者取合适体位，按刮痧手法、刮痧顺序、力度及出痧要求，在头部、颈肩部、背部及上肢进行刮拭。热哮者可选择肺俞、定喘、膻中、中府、天突、天府、尺泽、列缺等穴行刮痧疗法。刮痧时用力均匀，以出现紫色出血点为止。

3. 拔罐技术

患者取合理、舒适体位，根据辨证灵活运用闪罐、揉罐、走罐、抖罐、留罐等不同手法进行拔罐。常在背部的督脉及膀胱经循行线上进行拔罐治疗，热哮者可取肺俞、大椎、风门、伏兔、丰隆等穴进行拔罐以缓解症状。

五、临证备要

1. 室内空气宜新鲜，温湿度适宜。冷哮患者所在病室宜阳光充足，热哮患者所在病室宜凉爽通风。环境整洁、安静、安全，避免接触花粉、动物皮毛等致敏物质及烟尘异味刺激。哮证发作时绝对卧床休息，给氧。缓解期适当下床活动，循序渐进地加强身体锻炼。肺阴亏虚者易感外邪，应注意防寒保暖。肾气亏虚者宜起居有常，节制房事，避免劳欲过度。

2. 饮食宜清淡，富有营养，尤其注意饮食宜忌，禁食诱发哮病的食物，忌食生冷、辛辣、肥腻、海腥发物等，饮食不宜过饱、过咸、过甜，戒烟酒。冷哮者饮食宜温，可用豆豉、葱白、生姜等辛温之品以助散寒，也可食用干姜茯苓粥；热哮者宜凉性饮食，但不可过食生冷，可服食荸荠、枇杷、柚子等以清热化痰，禁食胡椒、肉桂等辛辣燥热之品；肺气亏虚者可适当食用羊肺、黄芪、灵芝等；脾气亏虚者饮食应定时、定量，少食多餐，食物软烂易消化，宜食山药、红枣等，或柚子肉炖鸡、山药半夏粥、参芪粥等；肾气亏虚者可食用核桃、黑木耳、桑椹、蛤蚧、紫河车、冬虫夏草等。

3. 保持心情舒畅，心胸豁达，心态宁静，避免忧思郁怒及紧张焦虑等不良情志刺激，以减少各种诱发因素。

4.缓解期适当进行体育锻炼，可选择打太极拳、散步、慢跑、做呼吸操等方法，坚持锻炼，但忌剧烈运动。也可经常按摩足三里、合谷、后溪、昆仑等穴以增强抗病能力。

第四节　肺胀

肺胀是指多种慢性肺系疾病反复发作，迁延不愈，导致肺气胀满，不能敛降，以胸部膨满，憋闷如塞，喘息上气，咳嗽痰多，烦躁心悸，面色晦暗，或唇甲发绀，脘腹胀满，肢体浮肿等为主要临床表现的病证。严重者可出现神昏、痉厥、出血、喘脱等危重证候。发病年龄多为老年。本病多属积渐而成，病程缠绵，时轻时重，常反复发作，迁延难愈。西医学中的慢性阻塞性肺疾病、支气管哮喘、支气管扩张、硅沉着病、肺结核、肺间质纤维化合并肺气肿、肺源性心脏病等疾病出现肺胀的主要表现时，可参照本节进行辨证调治。

一、病因病机

肺胀的发生，多因久病肺虚，致痰瘀潴留，肺气壅滞，肺不敛降，气还肺间，胸膺胀满而成，每因复感外邪诱使发作或加剧。病变首先在肺，继则累及脾肾，后期及心。

1. 久病肺虚

因慢性肺系疾患如久咳、久哮、久喘等迁延失治，导致痰浊潴留，伏着于肺，肺气壅滞不畅，久则肺气胀满不能敛降，而成肺胀。

2. 感受外邪

素体肺虚导致卫外不固，外感六淫之邪反复乘袭，诱导本病发作，致使病情日益加重。

3. 年老体虚

年老体虚，肺肾俱衰，正虚不能卫外，六淫外邪反复乘袭，感邪后正不胜邪而病益重，反复罹病而正更虚，如是循环反复，从而导致肺胀形成。

二、诊断

1. 临床上以咳、喘、痰、胀、瘀为主症，表现为咳逆上气，痰多，胸部膨满，憋闷如塞，喘息，动则加剧，甚则鼻扇气促、张口抬肩、目胀如脱、烦躁不安等，日久可见心慌动悸，面唇发绀，脘腹胀满，肢体浮肿，严重者可出现喘脱，或伴发悬饮、鼓胀、癥积、神昏、谵语、痉厥、出血等证。

2. 有慢性肺系疾患病史多年，反复发作，时轻时重，经久难愈。多见于老年人。

3. 常因外感而诱发，其他如劳倦过度、情志刺激等也可诱发。

三、临床表现

1. 痰浊壅肺

胸膺满闷，咳嗽痰多，色白黏腻或呈泡沫，短气喘息，稍劳即著，畏风易汗，脘腹痞胀，纳少，泛恶，便溏，倦怠乏力，或面色紫黯，唇甲青紫，舌质偏淡或淡胖，或舌质紫黯，舌下青筋显露，苔薄腻或浊腻，脉细滑。

2. 痰热郁肺

咳逆，喘息气粗，胸满，咯痰黄或白，黏稠难咳，身热，烦躁，目睛胀突，溲黄，便干，口渴欲饮，或发热微恶寒，咽痒疼痛，身体酸楚，出汗，舌质红或边尖红，苔黄或黄腻，脉滑数或浮滑数。

3. 痰蒙神窍

意识蒙眬，表情淡漠，嗜睡，或烦躁不安，或昏迷，谵妄，撮空理线，或肢体瞤动，抽搐，咳逆喘促，咳痰黏稠或黄黏不爽，或伴痰鸣，唇甲青紫，舌质黯红或淡紫，或紫绛，苔白腻或黄腻，脉细滑数。

4. 阳虚水泛

咳喘不能平卧，咳痰清稀，胸满气憋，面浮，下肢肿，甚则一身悉肿，腹部胀满有水，尿少，脘痞，纳差，心悸，怕冷，面唇青紫，舌胖质暗，苔白滑，脉沉细滑或结代。

5. 肺肾气虚

呼吸浅短难续，甚则张口抬肩，倚息不能平卧，咳嗽，痰如白沫，咳吐不利，胸满窒闷，声低气怯，心悸，形寒汗出，或腰膝酸软，小便清长，或尿有余沥，或咳则小便自遗，舌淡或黯紫，苔白润，脉沉细数无力，或有结代。

四、辨证施术

1. 悬灸技术

患者取合理、舒适体位，施灸可采用温和灸、雀啄灸、回旋灸手法，以足太阴、足阳明及督脉穴为主，阳虚水泛证灸大椎、肺俞、脾俞、肾俞、命门、足三里、三阴交等穴以温阳化气行水；虚证患者可灸足三里、涌泉、肾俞等穴。

2. 耳穴压豆技术

患者取合理、舒适体位，探查耳穴敏感点，清洁耳郭处皮肤，确定贴压部位。主穴：肺、气管、神门、皮质下、交感、心、胸。配穴：痰浊壅肺证加脾、胃、三焦、胰；痰热郁肺证加内分泌、肾上腺；阳虚水泛证加肾上腺、对屏尖。

3. 穴位贴敷技术

患者取合理、舒适体位，以足太阳膀胱经、任脉穴为主，取天突、膻中、肺俞、心俞为主穴。痰浊壅肺证加肾俞、足三里、三阴交；痰热郁肺证加脾俞、定喘、足三里；痰蒙神窍证加合谷、涌泉；阳虚水泛证加脾俞、肾俞、阴陵泉、气海；肺肾气虚证加定喘、脾俞、肾俞、足三里、丰隆。

五、临证备要

1.房间应经常通风，保持空气新鲜，温湿度适宜，避免寒冷或干燥空气、烟尘及特殊异味的气体刺激。每日定时家庭氧疗以改善呼吸功能。缓解期适当进行活动，可先在室内活动，根据病情逐渐增加活动量，如打太极拳、做呼吸操等以增强体质，改善肺功能。

2.饮食宜清淡，富营养，多食果蔬，忌辛辣刺激、生冷、油腻、海膻发物等，戒烟。痰浊壅肺者宜食莱菔子、白果、粳米同煮粥，早晚餐温热服食；痰热郁肺口渴，舌红津伤者，可多饮梨汁、荸荠汁、莱菔汁；肺肾气虚者缓解期可服蛤蚧、紫河车粉、沙参百合粥、黄芪党参粥或独参汤等，也可服食蛤蚧粥；阳虚水泛浮肿明显者应忌盐，水肿消退后可进低盐饮食，或食用鲤鱼赤豆汤、赤小豆粥、薏苡仁粥、大枣粥等以利水湿。

3.加强情志调理，避免不良刺激，避免忧郁恼怒等不良情绪，家属多予关心，给予精神支持，使患者保持良好的心态，增强战胜疾病的信心。

4.预防感冒，出现发热、咳嗽、咯痰、呼吸困难、胸闷、发绀等临床表现时应及时就医。

第二章　心系病证

第一节　心悸

心悸，是指患者自觉心中悸动，惊惕不安，甚则不能自主的一种病证，临床一般多呈发作性，每因情志波动或劳累过度而发作，且常伴胸闷、气短、失眠、健忘、眩晕、耳鸣等症。病情较轻者为惊悸，病情较重者为怔忡，可呈持续性。西医学中各种原因引起的心律失常以及心功能不全等，以心悸为主症者，可参照本节辨证调治。

一、病因病机

心悸的发生多因体质虚弱、饮食劳倦、七情所伤、感受外邪及药食不当等，以致气血阴阳亏损，心神失养，心主不安，或痰、饮、火、瘀阻滞心脉，扰乱心神。

1. 体虚劳倦

禀赋不足，素体亏虚，或久病伤正，耗损心之气阴，或劳倦太过伤脾，生化乏源，气血阴阳亏虚，脏腑功能失调，致心神失养，发为心悸。或心阳虚衰，血行无力，血脉瘀滞，亦可致心悸；或虚及脾肾之阳，水湿不得运化，成痰成饮，上逆于心，亦成心悸；或肺气亏虚，不能助心以治节，则心脉运行不畅，均可引发心悸。

2. 饮食不当

嗜食膏粱厚味、煎炸炙煿之品，损伤脾胃，脾失健运，痰浊内生，蕴热化火，痰火扰心而致心悸；或因过食生冷，伤脾滋生痰浊，痰阻心脉，而致心悸。

3. 七情所伤

平素心虚胆怯，突遇惊恐，惊则气乱，恐则气下，触犯心神，心神动摇，不能自主而心悸；或因忧思过度，劳伤心脾，阴血暗耗，心失所养而心悸；或因长期抑郁而致肝气郁结，气滞血瘀，心脉不畅，发为心悸；或因大怒伤肝，怒则气逆，大恐伤肾，恐则伤精，阴虚于下，火逆于上，动撼心神，亦可发为心悸。

4. 感受外邪

风、寒、湿三气杂至，合而为痹。痹证日久，复感外邪，内舍于心，痹阻心脉，心血瘀阻，发为心悸。或风寒湿热之邪，由血脉内侵于心，耗伤心之气血阴阳，可引起心悸。此外，如温邪、疫毒内侵，邪毒内扰心神，灼伤营阴，心失所养，均可出现心悸。

5. 药物损伤

药物过量或毒性较剧，损及于心，引起心悸，常见药物如中药附子、乌头、雄黄、蟾蜍、麻黄等，西药如奎尼丁、肾上腺素、洋地黄、锑剂等。另外静脉补液过多、过快时，也可出现心悸。

二、诊断

1. 自觉心中悸动不安，心搏异常，或快速，或缓慢，或跳动过重，或忽跳忽止，呈阵发性或持续不解，神情紧张，心慌不安，不能自主，可见数、促、结、代、涩、缓、沉、迟等脉象。

2. 伴有胸闷不舒，易激动，心烦寐差，颤抖乏力，头晕等症。中老年患者，可伴有心胸疼痛，甚则喘促，汗出肢冷，或见晕厥。

3. 发病常与情志刺激如惊恐、紧张及劳倦、饮酒、饱食、服用特殊药物等有关。

4. 心电图是检测心律失常有效、可靠、方便的手段，必要时行动态心电图、阿托品试验等检查。临床配合测量血压、X 线胸部摄片、心脏超声检查等更有助于明确诊断。

三、临床表现

1. 心虚胆怯

心悸不宁，善惊易恐，坐卧不安，不寐多梦而易惊醒，恶闻声响，食少纳呆，苔薄白，脉细数或细弦。

2. 心血不足

心悸气短，头晕目眩，失眠健忘，面色无华，倦怠乏力，纳呆食少，舌淡红，脉细弱。

3. 阴虚火旺

心悸易惊，心烦失眠，五心烦热，口干，盗汗，思虑劳心则症状加重，伴耳鸣腰酸，头晕目眩，急躁易怒，舌红少津，苔少或无，脉细数。

4. 心阳不振

心悸不安，胸闷气短，动则尤甚，面色苍白，形寒肢冷，舌淡苔白，脉虚弱或沉细无力。

5. 水饮凌心

心悸眩晕，胸闷痞满，渴不欲饮，小便短少，或下肢浮肿，形寒肢冷，伴恶心欲吐，流涎，舌淡胖，苔白滑，脉弦滑或沉细而滑。

6. 瘀阻心脉

心悸不安，胸闷不舒，心痛时作，痛如针刺，唇甲青紫，舌质紫暗或有瘀斑，脉涩或结或代。

7. 痰火扰心

心悸时发时止，受惊易作，胸闷烦躁，失眠多梦，口干苦，大便秘结，小便短赤，舌红，苔黄腻，脉弦滑。

四、辨证施术

1. 耳穴压豆技术

患者取合理、舒适体位，探查耳穴敏感点，清洁耳郭处皮肤，确定贴压部位。主穴取交感、神门、心、皮质下。心虚胆怯加胰、胆；心血不足加脾；心阳不振加肾上腺；痰火扰心加枕、小肠；瘀阻心脉加肝；阴虚火旺、水饮凌心加肾。给予适当按压（揉），使患者有热、麻、胀、痛的感觉。

2. 揿针技术

患者取合理、舒适体位，清洁皮肤，选取规格适宜的揿针进行埋针治疗，以手厥阴心包经、手少阴心经穴为主，取厥阴俞、膻中、内关、郄门、神门为主穴，心虚胆怯加心俞、胆俞，心血不足加心俞、脾俞，阴虚火旺加肾俞、太溪，水饮凌心加三焦俞、水分，瘀阻心脉加心俞、小肠俞。

五、临证备要

1. 生活起居有节，注意寒暑变化，避免居住于阴寒之地，预防感冒，防治心肌炎。适当运动，可采用散步、做操、打太极的方式，劳逸适度。

2. 观察患者心慌的程度、血压、脉搏等变化，警惕出现面色苍白、四肢厥冷、血压下降等心阳暴脱的变证。

3. 日常饮食有节，营养丰富，易消化，低盐低脂，忌过饱过饥，忌食肥甘厚味，避免饮浓茶，戒烟限酒。心阳不振者，饮食应温热，以温补心阳之品为宜，如羊肉、狗肉等，桂皮、葱、生姜、大蒜等调味品，忌过食生冷；心血不足者，宜补益气血，如鸡肉、鸽肉、莲子、红枣、山药等，以及含铁丰富的食物；阴虚火旺者，宜滋阴降火，清心安神，如梨、百合、小麦、鸭肉等，忌辛辣炙煿之品；心虚胆怯者，宜镇静定志，养心安神，可用酸枣仁 5g，加白糖研末，于睡前调服，以镇静安眠，调养精神；瘀阻心脉者，宜活血化瘀，如玫瑰花、山楂、红糖等；痰火扰心者，宜化痰泻火，如苦瓜、莲子心等泡茶，忌食膏粱厚味、煎炸炙煿之品；水饮凌心者，应限制钠盐和水的摄入，宜温阳化饮，可配合一些利水消肿之品，如鲤鱼赤小豆汤。

4.便秘者，养成良好的排便习惯，每天早晨喝一杯蜂蜜水，多吃含粗纤维的蔬菜，做腹部按摩，以促进排便。排便困难时切忌努责，可适当服用缓泻剂。

5.积极治疗原发病。心悸常病势缠绵，应坚持长期治疗，随身携带速效救心丸、硝酸甘油片等急救药物，学会自我监测心率的方法。如出现心悸发作持续不缓解，甚至出现严重的胸中闷痛、喘促、水肿等症状时，应及时到医院救治。

第二节　胸痹

胸痹，是以胸部闷痛，甚则胸痛彻背，喘息不得卧为主症的疾病，轻者仅感胸闷如窒，呼吸欠畅，重者则有胸痛，严重者心痛彻背，背痛彻心。真心痛，是胸痹进一步发展的严重病证，其特点为剧烈而持久的胸骨后疼痛，伴心悸、水肿、肢冷、喘促、汗出、面色苍白等症状，甚至危及生命。西医学中冠状动脉粥样硬化性心脏病之心绞痛、心肌梗死与本病密切相关，可参照本病辨证调治。

一、病因病机

本病的发生与寒邪内侵、年迈体虚、情志不遂、饮食不节等因素有关。病理性质分虚实两个方面，虚为气虚、血虚、阴伤、阳衰，实为寒凝、血瘀、气滞、痰浊。其病位在心，但与肝、脾、肾有关。

1. 寒邪内侵

寒主收引，可抑遏阳气，即暴寒折阳，又可使血行瘀滞，发为本病。素体阳衰，胸阳不足，阴寒之邪乘虚侵袭，寒凝气滞，致使胸阳痹阻，气机不畅，而成胸痹。或阴集凝结，日久寒邪伤人阳气，心阳虚衰，心脉痹阻，亦可成胸痹。

2. 年迈体虚

本病多见于中老年人，年过半百，肾中精气渐衰。肾阳虚衰，则不能鼓动五脏之阳，使心气不足或心阳不振，血脉失于温运，痹阻不畅，而致胸痹；肾阴亏虚，则不能濡养五脏之阴，使心阴内耗，心脉不充，发为胸痹。心阴不足，心火燔炽，下汲肾水，耗伤肾阴，或心肾阳虚，阴寒之邪上乘，阻滞气机，胸阳失运，发生胸痹。

3. 饮食不节

嗜食膏粱厚味，或嗜烟酗酒，湿热蕴积，郁结中焦，损伤脾胃，灼津为痰，阻塞经络，气机不畅，心脉闭阻，而成胸痹。如痰浊留恋日久，痰阻血瘀，亦成本病。

4.情志不遂

忧思伤脾，脾失健运，转输失能，津液不布，聚湿生痰，痰踞心胸，胸阳痹阻，发为胸痹；郁怒伤肝，肝失疏泄，郁久化火，灼津生痰，或气郁血滞，血行不利，脉络不通，而发胸痹。

二、诊断

1.胸痹以胸部闷痛为主症，一般持续几秒到几十分钟，休息或用药后可缓解。患者多见膻中或心前区憋闷疼痛，甚则痛彻左肩背、咽喉、胃脘部、左上臂内侧等部位，呈反复发作性。常伴有心悸、气短、汗出，甚则喘息不得卧。严重者可见胸痛剧烈，持续不解，汗出肢冷，面色苍白，唇甲青紫，脉散乱或微细欲绝等危候，可发生猝死。

2.常突然发病，时作时止，反复发作。

3.多见于中年以上之人，常因操劳过度、抑郁恼怒、多饮暴食或气候变化而诱发，亦有无明显诱因或安静时发病者。

4.心电图应作为必备的常规检查，必要时，可选用动态心电图、活动平板运动试验，这些检查有助于心肌缺血的诊断和评价治疗效果。心脏冠脉造影检查是确诊心肌缺血、冠状动脉病变的重要方法。

三、临床表现

1.心血瘀阻

心胸疼痛，如刺如绞，痛有定处，入夜为甚，甚则心痛彻背，背痛彻心，或痛引肩背，伴有胸闷，日久不愈，可因暴怒、劳累而加重，舌质紫暗，有瘀斑，苔薄，脉弦涩。

2. 气滞心胸

心胸满闷，隐痛阵发，痛有定处，时欲太息，遇情志不遂时容易诱发或加重，或兼有胸部胀闷，得嗳气或矢气则舒，舌苔薄或薄腻，脉细弦。

3. 痰浊闭阻

胸闷重而心痛微，痰多气短，肢体沉重，形体肥胖，遇阴雨天而易发作或加重，伴有倦怠乏力，纳呆便溏，咳吐痰涎，舌体胖大，边有齿痕，苔浊腻或白滑，脉滑。

4. 寒凝心脉

猝然心痛如绞，心痛彻背，喘不得卧，多因气候骤冷或骤感风寒而发病或加重，伴形寒，甚则手足不温，冷汗自出，胸闷气短，心悸，面色苍白，苔薄白，脉沉紧或沉细。

5. 气阴两虚

心胸隐痛，时作时休，心悸气短，动则益甚，伴倦怠乏力，声息低微，面色白，易汗出，舌质淡红，舌体胖，边有齿痕，苔薄白，脉虚细缓或结代。

6. 心肾阴虚

心痛憋闷，心悸盗汗，虚烦不寐，腰酸膝软，头晕耳鸣，口干便秘，舌红少津，苔薄或剥，脉细数或促代。

7. 心肾阳虚

心悸而痛，胸闷气短，动则更甚，自汗，面色白，神倦怯寒，四肢欠温或肿胀，舌质淡胖，边有齿痕，苔白或腻，脉沉细迟。

四、辨证施术

1. 穴位贴敷技术

患者取合理、舒适的体位，选取内关、膻中与心俞穴，并辨证加减穴位：对于心血瘀阻、气滞心胸证患者，增加巨阙与血海穴；对于寒凝心脉证，增加至阳、血海与关元穴；对于痰浊闭阻证，增加丰隆穴。

2. 耳穴压豆技术

患者取合理、舒适体位，探查耳穴敏感点，清洁耳郭处皮肤，确定贴压部位。主穴选心、小肠、脾、肾。伴失眠者，加皮质下、神门；血压高者，加降压沟；血脂高者，加耳尖、内分泌；胸闷气短者，加肺；心动过缓者，加肾上腺、肝；伴心律失常者，加交感、缘中。给予适当按压，使患者有热、麻、胀、痛的感觉。

五、临证备要

1. 居室安静、通风，温湿度适宜。起居有节，避风寒，保持充足的睡眠。注意劳逸适度，动而有节，控制体重，增强机体抗病能力。保持大便通畅，排便困难时切忌屏气用力，平素可按摩腹部、足三里，必要时给予缓泻剂，如麻仁丸、番泻叶等。心肾阳虚及寒凝心脉者尤其要注意保暖，室温宜偏高，随气候变化调整衣被厚薄；痰浊内阻者胸闷痰多时可协助取半卧位。

2. 观察患者胸闷、胸痛的部位、性质、程度、持续时间、诱发因素及伴随症状，若出现胸中剧痛，有窒息及濒死感，含服硝酸甘油等药物不得缓解，伴精神萎靡、四肢厥冷、大汗淋漓、面色苍白、脉微欲绝等表现时，应考虑为真心痛，应及时救治。

3. 饮食应清淡少盐，少食肥甘厚腻，少量多餐。忌暴饮暴食。多吃水果蔬菜，戒烟酒。心血瘀阻者，宜食活血化瘀通络之品，如大蒜、山楂等，可少量饮酒以助活血化瘀；寒凝心脉者，宜食辛温散寒之品，如生姜红糖茶等，亦可在饮食中佐以葱、椒等调味，忌生冷食物；气滞心胸者，宜多食疏肝理气之品，如佛手茶等；痰浊内阻者，宜多食化痰之品，如海蜇、枇杷等；气阴两虚者，宜食补气养阴之品，如山药百合粥等；心肾阴虚者，宜食滋养心肾之品，如百合绿豆汤、枸杞茶等；心肾阳虚者，宜食温补心肾之品，如羊肉、狗肉等。

4. 积极治疗高血压、糖尿病、高脂血症等疾患。按时服药，自我监测药物副作用，定期进行心电图、血糖、血脂检查。

5. 常备芳香温通药物，若猝发胸中大痛，应及时服药，保持镇静，平卧休息。如服用药物不得缓解，应及时到医院诊治。

第三章　脑系病证

第一节　不寐

不寐是以经常不能获得正常睡眠为特征的一类病证，主要表现为睡眠时间、深度的不足。轻者入睡困难，或寐而不酣，时寐时醒，或醒后不能再寐，重则彻夜不寐。西医学中的神经官能症、更年期综合征、慢性消化不良、贫血、动脉粥样硬化症等以不寐为主要临床表现时，可参照本病辨证调治。

一、病因病机

不寐一证多由情志失调、饮食不节、劳逸过度、病后体虚等因素引起。病理性质有虚实之分，肝郁化火、痰热扰心致神不安宅者为实证，心脾两虚、气血不足或心胆气虚、心肾不交致心神失养，神不安宁者为虚证。临床多见虚实夹杂，本虚标实。其病位在心，与肝、脾、肾密切相关。

1. 病后体虚

年迈血少，心血不足，心失所养，心神不安则不寐；或久病之人，心血暗耗，致血虚而无以养心，心虚则神不守舍而致不寐；或素体阴虚，兼房劳过度，耗伤肾阴，致使阴衰于下，不能上奉于心，心火独亢，火盛神动，心肾失交，而致不寐。

2. 情志失调

情志过极可导致脏腑功能失调而致不寐。如思虑过度，伤及心脾，心伤则阴血暗耗，神不守舍，脾伤则脾不运化，气血生化乏源，心血亏虚，心失所养，心神不安，神不守舍而不寐；暴怒伤肝，肝失疏泄，肝郁气滞，肝郁化火，扰动心神，心神不宁而不寐；或五志过极，心火炽盛，扰乱神明，神无所主，且火热耗伤阴精，阴不敛阳，发为不寐；或暴受惊恐，导致心虚胆怯，神魂不安，均可致夜不能寐。

3. 劳逸过度

劳倦太过则伤脾，脾虚则生化乏源，营血亏虚，不能上奉于心，使心神失养而致不寐；过劳亦可损伤肝肾之精，水不制火，虚火上扰心神，心神不宁，亦致不寐；过逸少动亦致脾气虚弱，运化不健，气血不足，不能上奉于心，致心神失养而失眠。

4. 饮食不节

嗜食肥甘厚味，或过食生冷，或饥饱无度，损伤脾胃，脾失健运，气血生化不足，心失所养而失眠；或宿食停滞，胃失和降，酿为痰热，上扰神明，而致不寐。

二、诊断

1. 轻者入睡困难或寐而易醒，醒后不寐，连续 3 周以上，重者彻夜难眠。

2. 常伴有头痛、头昏、心悸、健忘、神疲乏力、心神不宁、多梦等症。

3. 本病证常有饮食不节、情志失常、劳倦思虑过度及病后体虚等病史。

4. 多导睡眠图、脑电图等有助于本病的诊断。

三、临床表现

1. 肝火扰心

不寐多梦，甚则彻夜不眠，急躁易怒，伴头晕脑涨，目赤耳鸣，口干而苦，不思饮食，便秘溲赤，舌红苔黄，脉弦而数。

2. 痰热扰心

心烦不寐，胸闷脘痞，泛恶嗳气，伴头重，目眩，舌偏红，苔黄腻，脉滑数。

3. 心脾两虚

不易入睡，多梦易醒，心悸健忘，神疲食少，伴头晕目眩，面色少华，四肢倦怠，腹胀便溏，舌淡苔薄，脉细无力。

4. 心肾不交

心烦不寐，入睡困难，心悸多梦，伴头晕耳鸣，腰膝酸软，潮热盗汗，五心烦热，咽干少津，男子遗精，女子月经不调，舌红少苔，脉细数。

5. 心胆气虚

虚烦不寐，胆怯心悸，触事易惊，终日惕惕，伴气短自汗，倦怠乏力，舌淡，脉弦细。

四、辨证施术

1. 经穴推拿技术

患者取合理、舒适的体位，取适量按摩乳，引导患者全身心放松，呼吸自然，均匀平静。操作者进行开天门、推坎宫、揉太阳、揉百会、钩风池、压安眠、按承浆、钩廉泉六个步骤，再对搓劳宫穴3～5次，轻按患者面颊，结束推拿。根据辨证取穴按摩，每穴1～2分钟。心脾两虚证加脾俞、胃俞、心俞等穴；心肾不足证加肾俞、太溪等穴；痰热扰心证加脾俞、丰隆等穴；肝火扰心证加太冲、行间等穴；心胆气虚证加心俞、胆俞等穴。

2. 耳穴压豆技术

患者取合理、舒适体位，探查耳穴敏感点，清洁耳郭处皮肤，确定贴压部位。主穴取心、枕、神门、皮质下。配穴：肝火扰心者加肝、角窝上；痰热扰心者加胰、胆、三焦；心肾不交者加肾；心脾两虚者加脾、胃；心胆气虚者加肝、胆。给予适当按压（揉），使患者有热、麻、胀、痛的感觉。

五、临证备要

1. 居室安静舒适，光线柔和，温湿度适宜，远离强光、噪音、异味刺激，创造良好的睡眠环境。按时就寝，养成规律的作息时间。睡前排除杂念，可聆听轻音乐、催眠曲等诱导入睡。心肾不交、痰热扰心、肝火扰心者，衣被不宜过厚，汗出后及时更换，保证干爽舒适。

2. 注意观察睡眠时间、睡眠深度和睡眠质量，有无头晕、头痛、心悸等伴随症状。因病痛而引发不寐者，及时去除相关病因。

3. 饮食有节，晚餐不宜过饱，忌浓茶、咖啡、醇酒。指导患者辨证选食，心脾两虚、心虚胆怯者，应多食补益气血安神之品，如山药、大枣、龙眼肉、黄芪粥、党参粥或酸枣仁粥；心肾不交者，应多食养阴降火之品，如百合、莲子、海参等，可指导患者多食新鲜水果、蔬菜等；肝火扰心者，宜多食清肝泻火之品，如芹菜、菊花等；痰热扰心者，宜多食清热化痰之品，如白萝卜、荸荠、海蜇等，若因宿食停滞所致痰热者，应多食消食导滞之品，如山楂等。

4. 病后要注意调养，劳逸结合，适当从事体力劳动和体育运动，增强体质。病情许可时，可进行练太极拳、八段锦、五禽戏等锻炼。

5. 告知患者长期服用安眠药的副作用，减少对安眠药的依赖。

第二节　眩晕

眩晕是以目眩与头晕为主要表现的病证。目眩是指眼花或眼前发黑，头晕是指感觉自身或外界景物旋转不定。二者常同时出现，一般统称为"眩晕"。轻者闭目即止，重者如坐舟车，旋转不定，不能站立，或伴恶心、呕吐、面色苍白、汗出甚则仆倒等症状。本病可反复发作，妨碍正常的工作和生活，严重者可发展为中风或厥证、脱证而危及生命。西医学中的梅尼埃综合征、高血压病、低血压、良性位置性眩晕、后循环缺血等，以眩晕为主症者，可参照本节辨证调治。

一、病因病机

眩晕多由饮食不节、情志内伤、年高虚损、病后体虚、跌仆外伤及作息习惯、年龄等，导致气血肾精亏虚，脑髓失养，或肝阳痰火上逆，扰动清窍所致。

1. 情志内伤

素体阳盛，或恼怒忧郁太过，情志不遂，肝气郁结，肝失条达，气郁化火，灼伤肝阴，肝阳化风，风阳上扰清窍，发为眩晕。

2. 年高肾亏

肾为先天之本，主藏精生髓，脑为髓之海。若年高肾亏，髓海不足，无以充盈于脑，或体虚多病，损伤肾精肾气，或房事过度，耗伤阴精，导致髓海空虚，发为眩晕。或因长期抑郁恼怒，情志不畅，气郁化火，或肝病、温热病后期，耗伤肝阴，肝阴不足，头目不得滋养，亦可发为眩晕。

3. 病后体虚

久病体虚，耗伤气血，或失血之后，虚而未复，以致气血两虚，气虚则清阳不升，血虚则清窍失养，发为眩晕。

4. 饮食不节

饮食不节，伤及脾胃，气血生化乏源，清窍失养，或嗜酒无度，过食肥甘，损伤脾胃，以致脾失健运，水湿内停，聚湿生痰，痰阻中焦，使清阳不升，脑失所养，发为眩晕。

5. 外感六淫

寒则收引，热则弛张，颠顶之上唯风可到，湿性黏滞，燥性干涩，均可致经脉运行失度，挛急异常，而致脑失所养，发为眩晕。

此外跌仆坠损，头颅外伤，瘀血内停，阻滞经脉，或气滞血瘀，气虚血瘀，或痰瘀交阻，气血不能上荣于头目，脑失所养，以致眩晕时作。

二、诊断

1. 头晕目眩，视物旋转，轻者闭目即止，重者如坐车船，甚则仆倒。

2. 可伴有恶心、呕吐、汗出、耳鸣、耳聋、心悸，以及面色苍白、眼球震颤等表现。

3. 多见于 40 岁以上人群。起病较急，常反复发作，或慢性起病逐渐重。

4. 多有情志不遂、年高体虚、饮食不节或跌仆损伤等病史。

5. 颈椎 X 线片、经颅多普勒、颅脑 CT、MRI 扫描、血常规及血液系统检查等有助于本病病因诊断。

三、临床表现

1. 肝阳上亢

头晕目眩，耳鸣，头目胀痛，急躁易怒，失眠多梦，健忘，遇烦劳郁怒而加重，面红耳赤，肢体震颤，口干口苦，舌质红，苔薄黄，脉弦或数。

2. 痰湿中阻

眩晕，头重如蒙，或伴视物旋转，胸闷恶心，呕吐痰涎，食少多寐，舌苔白腻，脉濡滑。

3. 瘀血阻窍

眩晕，头痛，且痛有定处，兼见健忘，失眠，心悸，精神不振，耳鸣耳聋，面唇紫暗，舌暗有瘀斑，多伴见舌下脉络迂曲增粗，脉涩或细涩。

4. 气血亏虚

眩晕动则加重，遇劳即发，面色白，神疲自汗，倦怠懒言，唇甲不华，发色不泽，心悸少寐，纳少腹胀，舌质淡，苔薄白，脉细弱。

5. 肾精不足

眩晕日久不愈，精神萎靡，腰酸膝软，少寐多梦，健忘，两目干涩，视力减退，或遗精滑泄，耳鸣齿摇，或颧红咽干，五心烦热，舌红少苔，脉细数；或面色白，形寒肢冷，舌淡嫩，苔白，脉沉细无力，尺脉尤甚。

四、辨证施术

1. 悬灸技术

患者取合理、舒适体位，施灸可采用温和灸、雀啄灸、回旋灸手法，取风池、风府、太阳、百会为主穴。每穴灸 10 ～ 15 分钟。痰湿中阻证加膻中；气血亏虚证加中脘、足三里；肾精不足证加照海。

2. 耳穴压豆技术

患者取合理、舒适体位，探查耳穴敏感点，清洁耳郭处皮肤，确定贴压部位。主穴：内耳、额、枕、神门、肝、脾。配穴：肝阳上亢证加耳尖、降压沟；痰湿中阻证加胃；气血亏虚证加交感；肾精不足证加肾、皮质下。

3. 揿针技术

患者取合理、舒适体位，清洁皮肤，选取规格适宜的揿针进行埋针治疗。主穴：印堂、太阳、风池。配穴：气血亏虚证加足三里、血海、脾俞、三阴交等穴；痰湿中阻证加中脘、丰隆、内关穴；肝阳上亢证加太冲、合谷、曲池、少海穴。

五、临证备要

1.居室光线柔和，温湿度适宜，避免强光和噪音刺激。重者卧床休息，轻者可闭目养神。变换体位或蹲、起、站立时应动作缓慢，避免头部过度动作，下床活动时家属要陪护在旁，防止发生意外。肝阳上亢、肾精不足者居处宜凉爽；气血亏虚、瘀血阻窍者居处室温稍偏高，应做好保暖工作，预防感冒；痰湿中阻者居处宜干燥、温暖。劳逸结合，保证充足睡眠，适当体育锻炼，增强体质。

2.注意观察眩晕发作的时间、程度、规律、诱发因素和伴随症状，监测血压、脉象变化。如出现剧烈头痛、呕吐、视物模糊、语言謇涩、肢体麻木、血压持续上升，或胸闷、胸痛、冷汗等，应考虑中风、厥脱之危象，应及时救治。

3.饮食宜清淡、低脂低盐、易消化，防止暴饮暴食，忌辛辣肥甘厚腻之品，提倡戒烟酒。肝阳上亢者，宜多食平肝降火、清利头目之品，如菊花、芹菜、萝卜等；痰湿中阻者，饮食应限盐，多食降火祛痰、健脾运湿之品，如芹菜、白菜、冬瓜、赤小豆等，亦可食用荷叶粥，以升清降浊；气血亏虚者，宜多食益气补血之品，如鸡肉、蛋类、鱼类、瘦肉、猪血及大枣、龙眼、黑芝麻等，忌食生冷；肾阴不足者，应多食填精补髓、滋阴潜阳之品，如黑豆、芝麻、淡菜、龟肉等，忌食动火生阳之品，如辣椒、醪糟、葱、姜等。

4.学会自我调节情绪，切忌忧思恼怒，以免诱发或加重眩晕症状。重视原发病的治疗，严格遵医嘱服药，不得擅自增减药量。

第三节　中风

中风是卒中的俗称，是由于阴阳失调，气血逆乱，导致脑络痹阻或血溢脑脉之外，以突发半身不遂、口眼㖞斜、言语謇涩或不语、偏身麻木为主要临床表现的病证。轻者仅见半身不遂、口眼㖞斜，重者可见剧烈头痛、呕吐、昏仆等症。根据病情的轻重缓急，中风分为中经络与中脏腑，两者可以互相转化。中经络者，一般无神志改变而病轻。中脏腑者，常有神志不清而病重。本病多见于中老年人，一年四季皆可发病，但以冬春季节最为多见。西医学中的急性脑血管病与本病相似，包括出血性中风和缺血性中风，如短暂性脑缺血发作、局限性脑梗死、原发性脑出血和蛛网膜下腔出血等，可参照本节辨证调治。

一、病因病机

本病以情志不调、久病体虚、饮食不节、素体阳亢为基础，复因烦劳、恼怒、醉饱无常、气候变化等因素诱发，导致阴阳失调，气血逆乱，以致瘀血阻滞，痰热内生，心火亢盛，肝阳暴亢，风火相扇，上冲于脑，形成脑络痹阻或血溢脑脉之外而发为中风。病理性质多属本虚标实，肝肾阴虚、气血衰弱为致病之本，风、火、痰、气、瘀为发病之标。病位在脑，与心、肝、脾、肾有关。

1. 积损正衰

年老正气衰弱之人，气血虚衰，阴虚阳亢，阳盛火旺，风火易炽。若久病气血耗伤，脏腑阴阳失调，遇诱因致阴虚阳亢，气血上逆，直冲犯脑，发为本病。

2. 饮食不节

恣食肥甘厚味，辛辣炙煿之物，或嗜酒过度，致使脾失健运，气不化津，聚湿生痰，痰郁化热，热极生风，风火痰热内盛，上阻清窍，而发中风，其中尤以酗酒导致中风者最为常见。

3. 情志失调

五志过极，心火暴甚，可引动内风，上扰元神而发病；或平素易恼怒忧郁，情志不舒，肝气郁滞，气郁化火，致肝阳暴亢，引动心火，上冲于脑，使神窍闭阻，遂发中风；或因素体虚弱，加之精神紧张，暗耗阴精，日久致肝肾阴虚，肝阳骤亢，引动风阳，气血并逆，神窍闭阻，猝然昏仆；或素体阳盛，心肝火旺之青壮年，遇情志过极而阳亢化风，以致突然发病。临床以素有肝肾阴虚，肝阳上亢，遇暴怒伤肝，肝火引动内风而发卒中最为常见。

4. 劳欲过度

劳欲过度，耗气伤阴，致使阳气暴涨，引动风阳，气血逆行，上蒙神窍而发病。房事不节，纵欲伤精，水亏火旺，肝阳亢奋，亦可发为本病。

5.气虚邪中

气血不足,脉络空虚,尤其在气候突变之际,风邪乘虚而入,气血痹阻,或因痰湿素盛,形盛气衰,外风引动内风,痰湿阻络而发为本病。

二、诊断

1.突然出现半身不遂,偏身麻木,口眼㖞斜,言语謇涩等,轻症仅见眩晕、半身不遂等。

2.起病急骤,好发于中老年人。发病前常有头痛、头晕、肢体麻木等先兆症状。既往多有眩晕、头痛、心悸等病史。嗜好烟酒,并有恼怒、劳累、醉饱、受寒等诱因。

3.脑脊液检查、血液流变学检查、眼底检查及颅脑 CT、MRI等检查有助于诊断。

三、临床表现

1.风痰入络

头晕目眩,肌肤不仁,肢体麻木,甚则突发半身不遂,手足拘急,口眼㖞斜,口角流涎,言语不利,舌黯红,苔白腻,脉弦滑。

2.风阳上扰

素体肝旺,遇情志不遂,肝郁化火,或过食辛辣烟酒刺激之品,致肝阳暴亢,半身不遂,或面红目赤,口苦咽干,心烦易怒,尿赤便干,舌质红,苔黄,脉弦有力。

3. 阴虚风动

平素眩晕耳鸣，腰膝酸软，烦躁失眠，五心烦热，手足蠕动，突发口眼㖞斜，半身不遂，言语謇涩，舌质红或黯红，苔少或无苔，脉弦细数。

四、辨证施术

1. 经穴推拿技术

患者取合理、舒适的体位，引导患者全身心放松，呼吸自然，均匀平静。根据辨证取穴按摩，每穴 1～2 分钟。以足少阴肾经、足阳明胃经为主。风痰入络证：主穴足三里、太溪穴，配穴风池、丰隆、内关、尺泽穴。风阳上扰证：主穴内庭、丰隆穴，配穴曲池、百会、神庭、合谷穴。阴虚风动证：主穴风池、太溪穴，配穴肩井、大椎、血海、三阴交穴。

2. 穴位贴敷技术

取合理、舒适体位，以足少阴肾经、足阳明胃经为主。风痰入络证：主穴足三里、太溪穴，配穴风池、丰隆、内关、尺泽穴。风阳上扰证：主穴内庭、丰隆穴，配穴曲池、百会、神庭、合谷穴。阴虚风动证：主穴风池、太溪穴，配穴肩井、大椎、血海、三阴交穴。

五、临证备要

1. 起居有常，避免过劳，谨避四时虚邪贼风，尤其是寒邪，预防复中。春阳升发之时，肝肾阴虚，肝阳上亢者，易受天气骤然变化的影响而发病；而气虚血瘀者，则在立冬前后，骤然感寒而猝发中风。可以适当进行体育锻炼，使气机宣畅，血脉畅通。

2.平素饮食宜清淡、易消化，忌食肥甘厚味、动风、辛辣刺激之品，戒烟酒。多食瓜果蔬菜，保持大便通畅。发生便秘时，切忌过度用力，可适当服用缓泻剂以润肠通便。根据不同的体质特点进行饮食调护，可常食药膳粥。

3.保持心情舒畅，戒恼怒、忧思等不良情绪。保证睡眠时间，睡前可循经按摩督脉、心经，点按三阴交、百会、安眠穴等，或按揉劳宫、涌泉穴，以助眠。

4.坚持康复训练，增强自理能力，早日回归社会。康复训练应循序渐进，肢体训练从被动运动过渡到主动运动，从卧床过渡到坐立行走。语言训练从手势、笔谈沟通，训练唇、舌运动，发展到单字、单词、单句、会话、朗读。告知患者起坐或低头系鞋带时，动作要慢，转头不宜过急，洗澡时间不宜过长。

5.积极治疗原发病，原有高血压、高血脂、糖尿病、冠心病等患者，坚持服药治疗。每天定时监测血压变化。若出现手指麻木、头痛眩晕频发时，提示中风先兆，应及早诊治。

第四节　头痛

头痛是以自觉头部疼痛为特征的一种常见病证。头痛既可单独出现，亦可伴见于多种疾病的过程中。西医学中的血管神经性头痛、高血压、脑动脉硬化等颅脑疾病，以头痛为主要表现者，可参照本节辨证调治。

一、病因病机

头痛的病因，一般可分为外感、内伤两类。若感受风、寒、湿、热等六淫之邪，上犯颠顶，阻遏清阳，或内伤诸疾，导致脏腑功能失调，气血逆乱，痰瘀阻窍，或外伤久病，导致气滞血瘀或气血亏虚，脑脉失养，皆可引发头痛。

1. 外感头痛

多因起居不慎，坐卧当风，感受风、寒、湿、热等外邪，尤以风邪为主，外邪自肌表侵袭经络，直犯颠顶，清阳之气受阻，气血不畅，清窍壅滞，而发为头痛。又风为百病之长，易兼夹时气而致病。若风寒袭表，寒凝血涩，则头痛且见恶寒战栗；若风热上炎，侵扰清空，则头痛且身热心烦；若风湿袭表，湿蒙清窍，则头痛且沉重胀闷。

2. 内伤头痛

"脑为髓之海"，"肾主骨生髓"，髓海充盈主要依赖于肝肾精血的充养及脾胃运化水谷精微的濡养，故内伤头痛的发生，与肝、脾、肾三脏密切相关。

因于肝者，或系情志不遂，肝失疏泄，郁而化火，上扰清空，多见头痛且胀；或系肝肾阴虚，肝失濡养，水不涵木，肝阳上亢，多见头痛且眩。

因于脾者，多系饮食不节，嗜食肥甘，脾失健运，痰湿内生，上蒙清空，以致清阳不升，浊阴不降，多见头痛且重；若系饥饱劳倦、产后体虚、大病久病者，中焦脾胃虚弱，气血生化不足，而致清阳不升，脑髓失养，多见头痛隐隐。

因于肾者，多系禀赋不足，或房劳伤肾，以致肾精亏虚，髓海渐空，多见头痛且空；或肾亏日久，阴损及阳，肾阳衰微，清阳不展，多见头部冷痛。

另外，若跌仆闪挫损伤脑脉，或久病入络，皆可导致脑络瘀阻，临证多见头痛如刺，固定不移，经久不愈。

"头为诸阳之会"，又为"清阳之府"，故凡六淫之邪外袭，上犯颠顶，阻遏清阳，或内伤诸疾，致气血失养，瘀阻脑络者，临证均可引发头痛。头痛虽病因多端，总属外感、内伤两类。

二、诊断

1. 以头部疼痛为主要症状，可发生在前额、两颞、颠顶、枕项等部位或全头，头痛较甚者，可伴见恶心、呕吐、畏光、烦躁等症。

2. 一般起病较急，病势较剧，呈掣痛、跳痛、灼痛、重痛或痛无休止，且有外感史，常伴外感表证，为外感头痛；一般起病缓慢，反复发作，病程较长，呈胀痛、刺痛、空痛、昏痛或隐隐而痛，多无外感史，为内伤头痛。外伤性头痛多有头部外伤史。

3. 头颅 CT 或 MRI 检查、脑电图检查以及腰椎穿刺脑脊液检查等，有助于对头痛原因的鉴别。

三、临床表现

1. 外感头痛

（1）风寒头痛：头痛时作，连及项背，呈掣痛样，时有拘急收紧感，常伴恶风畏寒，遇风尤剧，头痛喜裹，口不渴，舌淡红，苔薄白，脉浮或浮紧。

（2）风热头痛：头痛而胀，甚则头胀如裂，发热或恶风，面红目赤，口渴喜饮，便秘尿赤，舌尖红，苔薄黄，脉浮数。

（3）风湿头痛：头痛如裹，肢体困重，胸闷纳呆，小便不利，大便或溏，舌淡，苔白腻，脉濡。

2. 内伤头痛

（1）肝阳头痛：头胀痛而眩，以两侧为主，心烦易怒，口苦面红，或兼胁痛，舌红，苔薄黄，脉弦数。

（2）血虚头痛：头痛而晕，心悸怔忡，神疲乏力，面色少华，舌质淡，苔薄白，脉细弱。

（3）气虚头痛：头痛隐隐，时发时止，遇劳则加重，纳食减少，倦怠乏力，气短自汗，舌质淡，苔薄白，脉细弱。

（4）痰浊头痛：头痛昏蒙沉重，胸脘痞闷，纳呆呕恶，舌淡，苔白腻，脉滑或弦滑。

（5）肾虚头痛：头痛且空，眩晕耳鸣，腰膝酸软，神疲乏力，少寐健忘，遗精或带下，舌红少苔，脉细无力。

（6）瘀血头痛：头痛经久不愈，痛处固定不移，痛如锥刺，或有头部外伤史，舌质紫暗，可见瘀斑、瘀点，苔薄白，脉细或细涩。

四、辨证施术

1. 耳穴压豆技术

患者取合理、舒适体位，探查耳穴敏感点，清洁耳郭皮肤，确定贴压部位。主穴：脑点、耳尖、枕、神门、皮质下。配穴：风寒头痛加感冒点、肺、枕小神经点；风热头痛加屏尖、扁桃体；肝阳头痛加肝、肝阳、额；痰浊头痛加肾上腺、内分泌；瘀血头痛加肝、交感、肾上腺；气虚、血虚头痛加脾、心；肾虚头痛加肾、内生殖器。

2. 头部刮痧技术

患者取合适体位，按刮痧要求在头部、肩颈部进行刮拭。风寒头痛重点刮拭太阳、大椎、风门；风热、肝阳头痛重点刮拭太阳、阳白、风池；风湿、痰浊头痛重点刮拭头维、角孙、翳风；瘀血头痛重点刮拭上百会、风府。刮痧用力均匀，以患者耐受为度。

3. 穴位贴敷技术

患者取合理、舒适体位，以足厥阴肝经、足少阳胆经、足太阳膀胱经及任脉穴为主，取太冲、太阳、风池、合谷等穴。风寒头痛加大椎、肺俞、列缺；风热头痛加曲池、尺泽；肝阳头痛加肝俞、太冲；风湿、痰浊头痛加天枢、丰隆；瘀血头痛加外关、列缺；气虚、血虚头痛加气海、关元、足三里；肾虚头痛可加太溪、涌泉。

五、临证备要

1.患者应起居有常，劳逸结合，睡眠充足。

2.内伤头痛多因禀赋不足，肾精不足，或饥饱劳倦，病后失养所致，故应注意休息，防止劳累，保证充足的睡眠，以利于正气的恢复。

3.注意保持心情舒畅，使气血流通，防止因情而诱发疾病。

4.根据疾病性质和体质情况合理选择饮食。外感头痛膳食应清淡、易消化，慎用补虚之品；风寒头痛者宜食疏风散寒的食物，如生姜、葱白、大蒜等，可食用防风粥，忌食生冷油腻之品；风热头痛者宜食具有清热泻火作用的食物，如绿豆、苦瓜、生梨等，可食用葛根粥，忌食辛辣、香燥之品；风湿头痛者忌生冷、油腻、甘甜之类等助湿生痰之品，可用荷叶、藿香、佩兰等水煎代茶饮，以芳香化湿；气血亏虚者饮食应注意营养，多食血肉有情之滋补品，如瘦肉、蛋类、奶类等以补养气血，忌食辛辣、生冷之品；肝肾阴虚者宜多食补肾填精食物，如核桃、芝麻、黑豆、甲鱼等，忌辛辣、刺激及烟酒。

5.凡头痛剧烈者，宜卧床休息，保持环境安静，光线不宜过强。由焦虑和抑郁等所引起的紧张性头痛，宜佐以心理疏导及音乐疗法。如突然头痛发作，应及时诊治。

6.鼓励患者每日梳头 10 分钟，疏通头部经络。酌选八段锦、太极拳、游泳、慢跑等项目，加强锻炼，改善体质，增强抗病能力。

第四章 脾系病证

第一节 胃痛

胃痛，又称胃脘痛，是以上腹胃脘部近心窝处疼痛为主症的病证。临床主要表现为上腹疼痛不适。西医学中急性胃炎、慢性胃炎、胃溃疡、十二指肠溃疡等病以上腹部疼痛为主要症状者，可参考本节辨证调治。

一、病因病机

胃痛的发生，主要由外邪犯胃、饮食伤胃、情志不畅和脾胃素虚等，导致胃气郁滞，胃失和降而致。

1. 感受外邪

外感寒、热、湿诸邪，内客于胃，皆可致胃脘气机阻滞，不通则痛。其中尤以寒邪为多，寒邪伤胃可引起胃气阻滞，胃失和降而发生胃痛，正所谓"不通则痛"。

2. 内伤饮食

饮食不节，或过饥过饱，损伤脾胃，胃气壅滞，致胃失和降，不通则痛。五味过极，辛辣无度，肥甘厚腻，饮酒如浆，则蕴湿生热，伤脾碍胃，气机壅滞。宿食积滞胃脘，久则郁而化热，湿热相搏，阻遏中焦气机，气机升降失和，发为胃痛。

3. 情志失调

忧思恼怒，伤肝损脾，肝失疏泄，横逆犯胃，脾失健运，胃气阻滞，均致胃失和降，而发胃痛。气滞日久或久痛入络，可致胃络血瘀。肝气久郁，既可出现化火伤阴，又能导致瘀血内结，病情至此，则胃痛加重，每每缠绵难愈。

4. 体虚久病

脾胃为仓廪之官，主受纳及运化水谷，若素体脾胃虚弱，运化失职，气机不畅，或中阳不足，中焦虚寒，失其温养而发生疼痛。若禀赋不足，后天失调，或饥饱失常，劳倦过度，以及久病正虚不复等，均能引起脾气虚弱，脾阳不足，则寒自内生，胃失温养，致虚寒胃痛。

二、诊断

1. 以上腹近心窝处胃脘部发生疼痛为特征，其疼痛有胀痛、刺痛、隐痛、钝痛等不同的性质。

2. 常伴食欲不振、恶心呕吐、嘈杂泛酸、嗳气吞腐等上消化道症状。

3. 患者以中青年人居多，多有反复发作病史，发病前多有明

显的诱因，如天气变化、恼怒、劳累、暴饮暴食、饥饿、进食生
冷干硬及辛辣、烟酒，或服用有损脾胃的药物等。

4. 胃镜、上消化道造影等有助于本病的诊断。

三、临床表现

1. 寒邪客胃

胃痛暴作，恶寒喜暖，得温痛减，遇寒加重，口淡不渴，或
喜热饮，舌淡，苔薄白，脉弦紧。

2. 宿食积滞

胃脘疼痛，胀满拒按，嗳腐吞酸，或呕吐不消化食物，其味
腐臭，吐后痛减，不思饮食，大便不爽，得矢气及便后稍舒，舌
苔厚腻，脉滑。

3. 肝胃郁热

胃脘灼痛，烦躁易怒，烦热不安，胁胀不舒，泛酸嘈杂，口
干口苦，舌红苔黄，脉弦或数。

4. 肝气犯胃

胃脘胀痛，痛连两胁，遇烦恼则痛作或痛甚，嗳气、矢气则
痛舒，胸闷嗳气，喜长叹息，大便不畅，舌苔薄白，脉弦。

5. 湿热中阻

胃脘疼痛，痛势急迫，脘闷灼热，口干口苦，口渴而不欲饮，
纳呆恶心，小便色黄，大便不畅，舌红，苔黄腻，脉滑数。

6. 瘀血停滞

胃脘刺痛，痛有定处，按之痛甚，食后加剧，入夜尤甚，或

见吐血、黑便，舌质紫暗或有瘀斑，脉涩。

7. 胃阴不足

胃脘隐隐灼痛，似饥而不欲食，口燥咽干，五心烦热，消瘦乏力，口渴思饮，大便干结，舌红少津，脉细数。

8. 脾胃虚寒

胃痛隐隐，绵绵不休，喜温喜按，空腹痛甚，得食则缓，劳累或受凉后发作或加重，泛吐清水，神疲纳呆，四肢倦怠，手足不温，大便溏薄，舌淡苔白，脉虚弱或迟缓。

四、辨证施术

1. 揿针技术

患者取合理、舒适体位，清洁皮肤，选取规格适宜的揿针进行埋针治疗。主穴：胃俞、脾俞、肝俞、中脘、三阴交、足三里。配穴：寒邪客胃证加神阙、梁丘；宿食积滞证加梁门、建里；肝胃郁热证加太冲、足三里；肝气犯胃证加期门、太冲；湿热中阻证加内庭、厉兑；瘀血停滞证加血海、膈俞；胃阴不足证加太溪；脾胃虚寒证加神阙、气海。

2. 中药热熨敷技术

患者取合理、舒适体位，针对不同的证型选用不同的药方进行药熨敷。寒邪客胃、脾胃虚寒型用白芥子40g，细辛30g，延胡索10g，生甘遂10g，生附子10g；宿食积滞、肝气犯胃型用独活、寄生、桑枝、防风、桃仁、赤芍、川芎、当归各50g。将药粉装入一次性药袋，加热后，在腹部来回或回旋移动，以患者能耐受为宜。力量均匀，开始时用力要轻，速度可稍微快点。随着药袋温度降低，力量可加大，同时速度可减慢。药袋温度过低时，要及时更换药袋或加热。每次 15 ～ 30 分钟，每日 1 ～ 2 次。

3. 穴位贴敷技术

患者取合理、舒适的体位，以足阳明胃经、足太阳膀胱经及任脉穴为主，取中脘、足三里、脾俞、肾俞为主穴。寒邪客胃者加神阙、梁丘；宿食积滞者加梁门、建里；肝胃郁热虚者加太冲、足三里；肝气犯胃者加期门、太冲；湿热中阻者加内庭、厉兑；瘀血停滞者加血海、膈俞；胃阴不足者加太溪；脾胃虚寒者加神阙、气海。

五、临证备要

1. 居室环境整洁、安静，温湿度适宜。虚证患者应多休息，避免过劳；寒邪犯胃、脾胃虚寒者，病室温度稍高，避风寒，防外感，多休息，不妄作劳，可温熨胃脘部；肝气犯胃者，病室宜凉爽通风；瘀血停滞者，应卧床休息，避免过劳；胃阴不足者，居室宜湿润凉爽。胃痛甚时应卧床休息，痛减时可适当活动，如散步、太极拳、八段锦等。

2. 饮食以易消化、富有营养、少量多餐为原则，忌食粗糙、辛辣、肥腻、过冷过热的食物。禁食不鲜、不洁食物。胃酸过多者，不宜食用醋、柠檬、山楂等；疼痛剧烈、有呕血或便血量多者应暂禁食。寒邪犯胃者，宜食用姜、葱、胡椒、芥末、大蒜等辛温食物，可选生姜红枣茶、丁香肉桂红糖煎、小茴香粥；宿食积滞者，应严格控制饮食，痛剧时应暂禁食，饮食以宽中和胃、消食导滞之品为宜，如白萝卜、柑橘、山楂、麦芽等；肝胃郁热者，饮食应予疏肝泄热之品，如绿豆汤、金橘饮、荷叶粥、菊花饮等；肝气犯胃者，宜多食行气解郁之品，如萝卜、柑橘、佛手、玫瑰茶、金橘饼等，忌食南瓜、豆类、红薯等壅阻气机的食物，悲伤郁怒时暂禁食；湿热中阻者，饮食以清热利湿食品为宜，如薏苡仁、苦瓜、冬瓜等；瘀血停滞者，饮食应予行气活血之品，如刀豆、薤白、山楂等；胃阴不足者，宜多食益胃养阴生津之品，如百合、银耳、甲鱼、莲藕、麦冬粥等；脾胃虚寒者，饮食宜温热，多食温中健脾之品，如桂圆、大枣、山药、羊肉、狗肉等，胃痛时可饮生姜红糖茶、姜枣茶，食疗方可选姜汁羊肉汤。

3. 虚实夹杂或正虚邪实者，病情常反复发作，患者易出现紧张、忧虑、抑郁等不良情绪，引起肝气郁滞，致胃痛发作或加重。应积极疏导患者情绪，指导其采用有效的情志转移方法，如深呼吸、放松全身肌肉、听音乐等，以消除不良情志刺激，保持心情舒畅。鼓励患者参加社会活动，建立良好的社会关系，增强信心，以利疾病康复。

4. 可坚持每天按摩中脘、内关、足三里等穴，饮食伤胃者加天枢、梁门，肝气犯胃者加肝俞、期门、太冲。

第二节 呕吐

呕吐是由于胃失和降，气逆于上，迫使胃内容物从口而出的病证。古代文献将呕与吐进行了区别：有物有声谓之呕，有物无声谓之吐，无物有声谓之干呕。临床呕与吐常同时发生，很难截然分开，故统称为"呕吐"。呕吐可以单独出现，亦可伴见于多种急慢性疾病中。西医学中的急慢性胃炎、幽门梗阻、食源性呕吐、神经性呕吐、十二指肠壅积症等可参考本病证辨证调治。

另外，如肠梗阻、急性胰腺炎、急性胆囊炎、尿毒症、颅脑疾病、酸碱平衡失调、电解质紊乱以及一些急性传染病早期，以呕吐为主要临床表现时，亦可参考本病辨证调治，同时结合辨病处理。

对于喷射性呕吐应重视查找病因，采取综合诊疗措施。

一、病因病机

胃居中焦，为仓廪之官，主受纳和腐熟水谷，其气下行，以和降为顺。外邪犯胃、饮食不节、情志失调、素体脾胃虚弱等病因，扰动胃腑，或胃虚失和，气逆于上，则出现呕吐。

1. 外邪犯胃

多由风、寒、暑、湿、秽浊之邪侵犯胃腑，胃失和降，水谷随逆气上出，均可发生呕吐。但由于季节不同，感受的病邪亦不同。如冬春易感风寒，夏秋易感暑湿秽浊。因寒邪最易损耗中阳中气，凝敛气机，扰动胃腑，故寒邪致病者居多。

2. 饮食不节

餐食过量，暴饮暴食，偏嗜酒辣，过食生冷油腻，可导致食滞不化，物盛满而上溢。进食馊腐不洁，或误食异物、毒物等，致使清浊混杂，胃失通降，上逆为呕吐。饮食不节，脾胃受伤，水谷不归正化，变生痰饮，停积胃中，饮邪上逆，则发生呕吐。

3. 情志失调

恼怒伤肝，肝失条达，横逆犯胃，或气郁化火，气机上逆，而致呕吐。《景岳全书·呕吐》云："气逆作呕者，多因郁怒，致动肝气，胃受肝邪，所以作呕。"情志抑郁，忧思伤脾，脾失健运，食停难化，胃失和降，亦可发生呕吐。

4. 脾胃虚弱

由于先天禀赋薄弱，脾胃素虚，或病后损伤脾胃，中阳不振，纳运失常，胃气不降则吐；或胃阴不足，胃失润降，不能承受水谷，亦可发生呕吐。

二、诊断

1.临床以饮食、痰涎、水液等胃内容物从胃中上涌，自口而出为主症，也有干呕无物者。

2.常兼有脘腹疼痛或胀满不适，恶心纳呆，泛酸嘈杂，腹泻等症。

3. 依据疾病不同，体格检查可见上腹部或中上腹压痛阳性、胃肠型、蠕动波及震水音、肠鸣音亢进或减弱等体征。

4. 起病或缓或急，常先有恶心欲吐之感，多由饮食、情志、寒温不适、闻及不良气味等因素而诱发，也有由服用化学药物、误食毒物所致。

5. 上消化道造影、胃镜检查、呕吐物的实验室检查、颅脑 CT 或 MRI 等，有助于不同疾病的诊断。

三、临床表现

1. 外邪犯胃

突然呕吐，频频泛恶，胸脘痞闷，或心中懊憹，伴有恶寒发热，头身疼痛，舌苔白腻，脉濡。

2. 饮食停滞

呕吐酸腐量多，或吐出未消化的食物，嗳气厌食，脘腹胀满，得食更甚，吐后反快，大便秘结或溏泄，气味臭秽，舌苔厚腻，脉滑实有力。

3. 痰饮内阻

呕吐物多为清水痰涎，或胃部如囊裹水，胸脘痞闷，纳食不佳，头眩，心悸，或逐渐消瘦，或呕而肠鸣，舌苔白滑而腻，脉沉弦滑。

4. 肝气犯胃

呕吐吞酸，或干呕泛恶，脘胁胀痛，烦闷不舒，嗳气频频，每因情志不遂而发作或加重，舌边红，苔薄腻或微黄，脉弦。

5. 脾胃虚寒

饮食稍多即欲呕吐，时发时止，食入难化，胸脘痞闷，不思饮食，面色㿠白，倦怠乏力，四肢不温，口干不欲饮或喜热饮，大便稀溏，舌质淡，苔薄白，脉濡弱或沉。

6. 胃阴亏虚

呕吐反复发作，或时作干呕，恶心，胃中嘈杂，似饥而不欲食，口燥咽干，舌红少津，苔少，脉细数。

四、辨证施术

1. 悬灸技术

患者取合理、舒适体位，施灸可采用温和灸、雀啄灸、回旋灸手法，以足阳明胃经、足厥阴肝经、任脉及督脉穴为主。外邪犯胃者可灸中脘、大椎、风池等穴；脾胃虚寒者可灸中脘、足三里等穴；痰饮内阻者可选丰隆、合谷等穴；肝气犯胃者可选肝俞、期门等穴。

2. 耳穴压豆技术

患者取合理、舒适体位，探查耳穴敏感点，清洁耳郭处皮肤，确定贴压部位。根据辨证灵活取穴：胃、交感、神门、内分泌为主穴，胃阴亏虚者加脾穴、食道等穴，肝气犯胃者加肝穴，脾胃虚寒加脾穴。

3. 刮痧技术

患者取合适体位，按刮痧要求在背部、腹部及下肢进行刮拭。外邪犯胃者可重点刮拭风池、大椎、足三里；饮食停滞者可重点刮拭脾俞、足三里；肝气犯胃者可重点刮拭肝俞、期门、太冲；痰饮内阻者可重点刮拭丰隆、足三里。刮痧用力均匀，以出现红紫色痧点为度。

五、临证备要

1. 正确对待自身疾病，积极治疗，养成良好的生活习惯。起居有常，劳逸结合，适当运动，促进血脉流畅，增强体质。

2. 呕吐时将头转向一侧，以免呕吐物吸入气管，引起窒息，及时清理被污染的被服及呕吐物。病重者应卧床休息，尽量少搬动或打扰患者，避免由于体位改变而诱发呕吐。

3. 观察呕吐物的性质、颜色、量、气味及呕吐发作的频率等。观察有无腹痛、发热、厌食等伴随症状。

4. 呕吐严重者暂禁食，待呕吐减轻后给予流质饮食，渐进半流质饮食，如能接受，不引起呕吐，再进软食，忌辛辣、腥味等可引起呕吐食物。寒邪犯胃者可选具有散寒、温中、降逆作用的食品，如生姜、苏叶、萝卜等；饮食停滞者呕吐时不宜止吐，应鼓励患者将胃中积滞之食吐出；痰饮内阻者饮食宜细软温热，以素食为主，兼以健脾利湿之品，如山药、茯苓等；肝气犯胃者饮食宜清淡疏利，如金橘、柑橘之类；脾胃虚寒者多进健脾益胃之品，可适当食用生姜；胃阴不足者饮食宜细软多汁，少食多餐，可多进滋养胃阴之品，如牛奶、豆浆、西瓜、藕等。

5. 肝气犯胃者应保持心情舒畅，避免精神刺激，进行自我调节情志，释放不良情绪，培养愉悦心情。

第三节　泄泻

泄泻是以排便次数增多、粪便稀溏甚至泻出如水样为主要表现的病证。古代将大便溏薄而势缓者称为泄，大便清稀如水而势急者称为泻，现统称为"泄泻"。泄泻是一个病证，西医学中器质性疾病如急性肠炎、炎症性肠病、吸收不良综合征、肠道肿瘤、肠结核等，功能性疾病如肠易激综合征、功能性腹泻等，以泄泻为主要临床表现者，可参照本节辨证调治。

一、病因病机

泄泻的病因主要为感受外邪、饮食所伤、情志不调、禀赋不足及年老体弱、大病久病之后脏腑虚弱。

1. 感受外邪

外感寒湿暑热之邪，伤及脾胃，使脾胃升降失司，脾不升清，或导致脾失健运，水湿不化，引起泄泻。因湿邪易困脾土，以湿邪最为多见，故有"湿多成五泄""无湿不成泻"之说。

2. 饮食所伤

饮食不洁，使脾胃受伤，或饮食不节，暴饮暴食，或恣食生冷、辛辣、肥甘，使脾失健运，脾不升清，小肠清浊不分，大肠传导失司，发生泄泻。

3. 情志失调

抑郁恼怒，易致肝失调达，肝气郁结，横逆克脾，或忧思伤脾，均可致脾失健运，水湿不化，发生泄泻。

4. 禀赋不足，病后体虚

年老体弱，脏腑虚衰，脾肾亏虚，或大病久病之后，脾胃受损，肾气亏虚，或先天禀赋不足，脾胃虚弱，肾阳不足，均可导致脾胃虚弱或命门火衰。脾胃虚弱，不能腐熟水谷、运化水湿，积谷为滞，湿滞内生，清浊不分，混杂而下，遂成泄泻。命门火衰，不能温运中焦，水谷不化，亦可导致泄泻。

泄泻的基本病机为脾虚湿盛，脾失健运，水湿不化，肠道清浊不分，传化失司。同时与肝、肾也相关。

二、诊断

1. 大便稀溏或如水样，次数增多，每日 3 次以上。常伴有腹胀、腹痛、肠鸣、纳呆。

2. 多由寒热、饮食、情志等因素诱发。

3. 急性泄泻起病急，病程短，有感寒受凉、暴饮暴食或误食不洁之物的病史，多伴有恶寒、发热等症状。久泻起病缓，病程长，时发时止，多为禀赋不足，或由急性泄泻失治误治，迁延日久而成，常因受凉、饮食生冷或情志不畅而诱发。

4. 大便常规、大便培养、X 线钡剂灌肠、肠镜、腹部 B 超及 CT 有助于临床明确诊断。

三、临床表现

1. 寒湿内盛

泄泻清稀，甚则如水样，脘闷食少，腹痛肠鸣，或兼恶寒，发热，头痛，肢体酸痛，舌苔白或白腻，脉濡缓。

2. 湿热中阻

泄泻腹痛，泻下急迫，或泻而不爽，粪色黄褐臭秽，肛门灼热，烦热口渴，小便短黄，舌质红，苔黄腻，脉滑数或濡数。

3. 食滞肠胃

腹痛肠鸣，泻下粪便臭如败卵，泻后痛减，脘腹胀满，嗳腐酸臭，不思饮食，舌苔垢浊或厚腻，脉滑。

4. 肝气乘脾

平时心情抑郁，或急躁易怒，每因抑郁恼怒或情绪紧张而发泄泻，伴有胸胁胀闷，嗳气食少，腹痛攻窜，肠鸣矢气，舌淡红，脉弦。

5. 脾胃虚弱

大便时溏时泻，迁延反复，稍进油腻食物，则大便溏稀，次数增加，或完谷不化，伴食少纳呆，脘闷不舒，面色萎黄，倦怠乏力，舌质淡，苔白，脉细弱。

6. 肾阳虚衰

黎明前腹部作痛，肠鸣即泻，泻后痛减，完谷不化，腹部喜暖喜按，形寒肢冷，腰膝酸软，舌淡苔白，脉沉细。

四、辨证施术

1. 隔物灸技术

患者取合适体位，根据辨证在穴位上放上生姜、盐或中药饼等物进行艾灸。寒湿内盛者，取神阙穴隔姜灸；脾胃虚弱、肾阳虚衰者，取神阙穴隔盐灸；湿热中阻、食滞肠胃、肝气乘脾者，取神阙穴隔药饼灸。

2. 火龙灸技术

患者取舒适俯卧位，充分暴露铺灸部位，注意保暖及保护隐私。在施灸部位铺上药酒纱布，再铺大浴巾（叠两层），然后铺温热湿小毛巾，最后铺艾绒。接着用注射器抽取 95% 医用酒精 50mL，均匀滴撒在艾绒上，然后点燃酒精，待施灸部位温热时，用湿毛巾灭火，按压施灸部位，如此反复进行 3～5 次。寒湿内盛、肝气乘脾、脾胃虚弱、肾阳虚衰者宜火龙灸，并根据辨证取穴按揉，每穴 1～2 分钟。寒湿内盛证，按揉神阙等穴；肝气乘脾证，按揉肝俞等穴；脾胃虚弱证，按揉脾俞等穴；肾阳虚衰证，按揉肾俞等穴。施灸时的温度以温热舒适为宜，忌过烫。

3. 耳穴压豆技术

患者取合理、舒适体位，探查耳穴敏感点，清洁耳郭处皮肤，确定贴压部位。主穴：直肠、大肠、神门、枕、脾、交感。配穴：食滞肠胃证加小肠、胃穴；肝气乘脾证加肝穴；脾胃虚弱证加胃穴；肾阳虚衰证加肾穴。

五、临证备要

1.起居有常，劳逸结合，冷暖适宜，保持充足睡眠，避免外邪侵袭。保持适度的活动和锻炼。若泄泻因传染性疾病引起，应严格执行消化道隔离，生活用具专用，用后须消毒。久泻者加强肛周皮肤护理。寒湿内盛者，病室宜温暖，多着衣被，注意腹部保暖，避免直接吹风；湿热中阻者，病室宜凉爽干燥；肝气乘脾者，可适当增加室外活动，如散步、气功、太极拳等，以增强脾胃功能；脾胃虚弱者，病室宜温暖、干燥，阳光充足；肾阳虚衰者，病室温暖向阳，多着衣被，必要时以热水袋保暖，黎明前如厕，应穿御寒衣物，以免受凉。

2.饮食有节，以清淡卫生、易消化、富有营养食物为主，忌食不易消化或清肠润滑食物，对牛奶不耐受者应避免摄食。急性期予流质或半流质饮食，如米汤或淡盐水，忌食辛辣炙煿、荤腥油腻食物。寒湿内盛者应给予温热、易消化、清淡食物，可饮热水，或生姜红糖水；湿热中阻者以无渣或少渣、半流质饮食为宜，适当食用梨、火龙果、荸荠等清热之品，也可用六一散泡水饮，或用芦根、竹叶煎水代茶饮；食滞肠胃者应适当控制饮食或限制饮食，伴有呕吐者，不宜急于止吐，应让宿食全部吐出；肝气乘脾者忌食红薯、土豆等易产气食物，宜食疏肝理气之品，如金橘饼、陈皮等；脾胃虚弱者宜温热软烂、少油脂而易于消化的食物，如山药、龙眼、牛羊肉、鸡肉等，可适当用胡椒、姜等调味，以增进食欲；肾阳虚衰者宜温补肾阳，食用清淡、温热、易消化之品，如胡桃、狗肉、羊肉等。

3. 避免忧郁、悲伤、焦虑、紧张和激动等负性情绪刺激。积极疏导患者消除抑郁心理，保持肝气条达，心情舒畅。引导患者培养豁达乐观的心态，正确对待自身的疾病，避免急躁。肝气乘脾泄泻者更应注意调畅情志，防止因情病发。

4. 脾胃虚弱者，可取天枢、中脘等穴进行穴位按摩，也可逆时针方向行腹部按摩。

第四节　便秘

便秘是以大便排出困难，排便周期延长，或周期不长，但粪质干结，排出艰难，或粪质不硬，虽频有便意，但排便不畅为主要表现的病证。西医学中的功能性便秘、肠炎恢复期之便秘、药物性便秘、内分泌及代谢性疾病所致的便秘均可参照本节辨证调治。

一、病因病机

便秘主要是由外感寒热之邪、内伤饮食情志、病后体虚、阴阳气血不足等，热结、气滞、寒凝、气血阴阳亏虚，致使邪滞胃肠，壅塞不通，或肠失温润，推动无力，糟粕内停，大便排出困难，发为便秘。

1. 素体阳盛

肠胃积热或热病之后，余热留恋，或肺热肺燥，下移大肠，或过食醇酒厚味，或过食辛辣，或过服热药，均可致肠胃积热，耗伤津液，肠道干涩失润，粪质干燥，难于排出，形成热秘。

2. 情志失调

忧愁思虑，脾伤气结，或抑郁恼怒，肝郁气滞，或久坐少动，气机不利，均可导致腑气郁滞，通降失常，传导失职，糟粕内停，不得下行，或欲便不出，或出而不畅，或大便干结，而成气秘。

3. 感受外邪

恣食生冷，凝滞胃肠，或外感寒邪，直中肠胃，或过服寒凉，阴寒内结，均可导致阴寒内盛，凝滞胃肠，传导失常，糟粕不行，而成冷秘。

4. 年老体虚

素体虚弱，或病后、产后及年老体虚之人，阴阳气血亏虚，阳气虚则温煦传送无力，阴血虚则润泽荣养不足，皆可导致大便不畅。

二、诊断

1. 排便次数每周少于 3 次，或周期不长，但粪质干结，排出艰难，或粪质不硬，虽频有便意，但排便不畅。

2. 大便常规检查、潜血试验、钡剂灌肠或气钡造影、纤维结肠镜检查等有助于便秘的诊断。

三、临床表现

1. 实热秘

大便干结，腹胀或痛，口干口臭，面红心烦，或有身热，小便短赤，舌质红，苔黄燥，脉滑数。

2. 气滞秘

大便干结，或不甚干结，欲便不得出，或便后不爽，肠鸣矢气，嗳气频作，胁腹痞满胀痛，舌苔薄腻，脉弦。

3. 寒冷秘

大便艰涩，腹痛拘急，胀满拒按，胁下偏痛，手足不温，呃逆呕吐，苔白腻，脉弦紧。

4. 气虚秘

大便干或不干，虽有便意，但排出困难，用力努挣则汗出短气，便后乏力，面白神疲，肢倦懒言，舌淡苔白，脉弱。

5. 血虚秘

大便干结，面色无华，皮肤干燥，头晕目眩，心悸气短，健忘少寐，口唇色淡，舌淡苔少，脉细。

6. 阴虚秘

大便干结，形体消瘦，头晕耳鸣，两颧红赤，心烦少寐，潮热盗汗，腰膝酸软，舌红少苔，脉细数。

7. 阳虚秘

大便干或不干，排出困难，小便清长，面色白，四肢不温，腹中冷痛，腰膝酸冷，舌淡苔白，脉沉迟。

四、辨证施术

1. 经穴推拿技术

患者取合理、舒适的体位，引导患者全身心放松，呼吸自然，均匀平静。两手相叠，顺时针、逆时针用全掌按法、摩法按摩全腹各 20 圈。主穴：天枢、中脘、气海、关元、大横、腹结。根据辨证取穴按摩，每穴 1～2 分钟。实热秘加曲池、太冲等穴；气滞秘加上脘、足三里等穴；寒冷秘加涌泉、太溪等穴；气虚秘加足三里、上巨虚等穴；血虚秘加血海、大肠俞等穴；阴虚秘加照海、涌泉等穴；阳虚秘加命门、肾俞等穴。再次用掌揉法按顺时针方向按摩全腹 20 圈。

2. 中药热熨敷技术

患者取合理、舒适体位，针对不同的证型选用不同的药方进行药熨敷。阳虚秘者可用肉苁蓉或吴茱萸，炒热后装入一次性药袋，在腹部来回或回旋移动，以患者耐受为宜，力量均匀，开始时用力要轻，速度可稍微快点，随着药袋温度降低，力量可加大，同时速度可减慢。药袋温度过低时，要及时更换药袋或加热。每次 15～30 分钟，每日 1～2 次。

3. 穴位贴敷技术

患者取合理、舒适的体位，热秘者可用大黄、芒硝、枳实、厚朴研成细末，用香油调制外敷于神阙穴；冷秘者可用葱白、生姜、食盐制成圆药饼敷于神阙穴。

五、临证备要

1. 生活起居规律，选择隐蔽舒适的排便环境，如用屏风遮挡等。纠正忍便的不良行为，养成定时排便的习惯。避免久坐不动，每天应进行适量的体育锻炼，进行顺时针摩腹部和做提肛运动，以促进肠蠕动，改善排便状况。保持肛周皮肤的清洁干燥，如有肛门疾病，可于便后用高锰酸钾溶液或苦参、五倍子等清热燥湿中药煎汤后坐浴，肛裂者可于坐浴后外敷黄连膏。

2. 注意观察排便的周期、次数，粪质的性状、颜色、气味，以及是否伴有腹胀、腹痛的情况，以辨别寒、热、虚、实的证候特点。注意有无因用力排便而出现的变证，如老年人努挣用力排便容易诱发胸痹，习惯性便秘者易导致肛裂和脱肛。

3. 注意饮食调理，饮食宜清淡、易消化，多吃新鲜的水果和蔬菜，多饮水，宜食具有润肠通便作用的食物。避免进食辛辣刺激、煎炸之品，忌烟酒。热秘者，饮食宜选清热凉润之品，如麦冬、鲜芦根等煎水代茶饮或蜂蜜水，以泄热润肠通便；气滞秘者，宜多食行气润肠通便之品，如柑橘、萝卜、佛手、花生等；阳虚者，饮食宜选温阳润肠之品，如韭菜、羊肉、狗肉、核桃等，多喝热饮或热果汁，忌食生冷瓜果；气虚者，宜食健脾益气之品，如山药、无花果、黄芪、党参等；血虚者，宜食养血润肠通便之品，如大枣、黑芝麻、枸杞、当归等。

4. 保持心情舒畅，进行适量体育锻炼，特别是腹肌的锻炼。避免久坐少动，以利于胃肠功能的改善。

第五章 肝系病证

第一节 胁痛

胁痛是指以一侧或两侧胁肋部疼痛为主要表现的病证，是临床上较常见的一种自觉症状。胁，指侧胸部，为腋以下至第十二肋骨部的总称。西医学中的急慢性肝炎、急慢性胆囊炎、胆结石、胆道蛔虫、肋间神经痛等，以胁痛为主要表现者，可参照本节辨证调治。

一、病因病机

胁痛的发生多与情志不遂、饮食不节、外感湿热、劳欲久病、跌仆损伤等因素有关。其基本病机为肝络失和，病机有"不通则痛"和"不荣则痛"两类；病性有虚实之分；其病理因素不外乎气滞、血瘀和湿热三者。胁痛的病变部位主要在于肝胆，且与脾、胃、肾有关。

1. 情志不遂

各类情志所伤，如暴怒伤肝，肝失条达，气机失调，脉络闭阻，而致胁痛；或抑郁忧思，肝失疏泄，气机阻滞不通，而发为胁痛。

2. 饮食不节

过食肥甘，损伤脾胃，湿热内生，郁于肝胆，肝胆失于疏泄，发为胁痛。

3. 外感湿热

湿热之邪外袭，郁结少阳，枢机不利，肝胆经气失于疏泄，而致胁痛。

4. 劳欲久病

久病耗伤，劳欲过度，使精血亏虚，血不养肝，肝阴不足，脉络失养，拘急而痛。

5. 跌仆损伤

因跌仆闪挫，或因强力负重，致使胁络受伤，气机阻滞，瘀血停留，阻塞胁络，不通则痛，而成胁痛。

二、诊断

1. 以一侧或两侧胁肋疼痛为主要临床表现。疼痛性质可表现为刺痛、胀痛、隐痛、闷痛或窜痛等。

2. 部分患者可伴胸闷、腹胀、嗳气呃逆、急躁易怒、口苦纳呆、厌食恶心等症。

3. 常有饮食不节、情志不遂、感受外湿、跌仆闪挫或劳欲久病等病史。

三、临床表现

1. 肝气郁结

胁肋疼痛以胀痛为主，走窜不定，甚则引及胸背肩臂，疼痛每因情志变化而增减，胸闷腹胀，嗳气频作，得嗳气而胀痛稍舒，善太息，纳少口苦，舌苔薄白，脉弦。

2. 肝胆湿热

胁肋胀痛或灼痛，触痛明显且拒按，或牵及肩背，常伴有胸闷纳呆，恶心呕吐，口苦口黏，或兼有身热，黄疸，恶寒，小便黄赤，大便不爽，舌质红，苔黄腻，脉弦滑数。

3. 瘀血阻络

胁肋刺痛，痛有定处，痛处拒按，疼痛持续不止，入夜尤甚，或胁肋下有癥块，或见面色晦暗，舌质紫黯，脉沉涩。

4. 肝阴不足

胁肋隐痛，悠悠不休，绵绵不已，遇劳加重，伴口干咽燥，心中烦热，头晕目眩，两目干涩，舌红少苔，脉细弦而数。

四、辨证施术

1. 经穴推拿技术

患者取坐位或仰卧位，引导患者全身心放松，呼吸自然，均匀平静。操作者搓患者两胁部，治疗约5分钟。用一指禅的方法从背部脊柱两旁沿膀胱经顺序而下至三焦俞，往返4～5遍，然后按揉肝俞、胆俞、脾俞、胃俞、三焦俞，治疗约10分钟。根据辨证取穴按摩，每穴 1 ～ 2 分钟。肝气郁结、肝胆湿热证按揉期门、章门等穴，亦可配合按揉太冲、行间等穴；肝阴不足证加按揉三阴交等穴；瘀血阻络证加按揉大包、膈俞等穴。

2. 揿针技术

患者取合理、舒适体位，清洁皮肤，选取规格适宜的揿针进行埋针治疗。以足厥阴肝经、足少阳胆经腧穴为主，取期门、阳陵泉穴。肝气郁结证加太冲、内关；肝胆湿热证加支沟、日月、阴陵泉；瘀血阻络证加大包、膈俞、三阴交。胸闷加膻中，热重配大椎，有明显痛点配用阿是穴。

3. 耳穴压豆技术

患者取合理、舒适体位，探查耳穴敏感点，清洁耳郭处皮肤，确定贴压部位。主穴取肝、胆、胸、皮质下、神门等。肝气郁结证加内分泌等穴；肝胆湿热证加胆、胃等穴；瘀血阻络证加脾、胃等穴。给予适度的揉、按、捏、压，使其产生酸、麻、胀、痛等刺激感应，以达到治疗目的。

五、临证备要

1. 病室环境宜安静、清洁、舒适。恶寒发热者及时增减衣被。应注意卧床休息，适当活动，使气血流通，以不疲劳为度。采取舒适体位，以偏向患侧为宜，尽量减少不必要的搬动。变动体位要缓慢，避免体位的突然改变而加剧疼痛。伴有恶心、呕吐者，应及时清除呕吐物，以免引起恶性刺激。

2. 观察胁痛的部位、性质、程度、持续时间、诱因及伴随症状等，以辨别胁痛的病因。观察体温、肤色等变化，注意有无合并黄疸及黄疸的进退情况。若见高热寒战、上腹剧痛、腹肌紧张、呕吐等症，提示可能有胆囊炎、胆道急性化脓、穿孔等，应及时处理。

3. 饮食宜消淡、易消化，定时定量，宜食用水果、蔬菜、瘦肉及豆制品等清淡而富有营养的食物，忌食肥甘、辛辣、生冷之品，忌饮酒。肝气郁结者宜食疏肝解郁、行气止痛之品，如梅花粥、橘皮粥、佛手酒。肝胆湿热者，鼓励患者多饮水，宜食清热利湿食物，如西瓜汁、绿豆汤、冬瓜汤、荸荠汁等，忌食油腻、海腥、辛辣之品。瘀血阻络者，饮食不宜过冷，可食用藕汁、梨汁等。肝阴不足证者，饮食宜富营养，多食补养气血之物，如瘦肉、清炖母鸡、沙参枸杞粥、麦冬粥、蘑菇猪瘦肉汤、合欢花蒸猪肝等，多食水果及新鲜蔬菜，如西瓜、梨、藕等。

4. 胁痛症状可随情志变化而增减，需保持心情舒畅，避免过怒、过悲及过度紧张等不良情绪刺激，可根据自己的兴趣爱好、文化素养，选择适宜的乐曲欣赏，以分散注意力。肝气郁结者，尤要保持情绪乐观，使肝气条达，以利病情康复。肝阴不足证者，戒恼怒，以防动火伤阴。

第二节　鼓胀

鼓胀是指以腹部胀大如鼓、皮色苍黄、脉络暴露为特征的一类病证。又名"单腹胀""臌""蜘蛛蛊"。西医学中的肝硬化腹水、结核性腹膜炎、腹腔肿瘤、心肾疾病等具有鼓胀特征者，可参照本节辨证调治。

一、病因病机

鼓胀病因复杂，主要是由酒食不节、虫毒感染、他病继发转化、情志刺激等因素引发，致肝、脾、肾俱损或功能失调，气血搏结，水湿内停。

1. 酒食不节

如嗜酒过度，或恣食肥甘厚味，酿生湿热，蕴阻中焦，清浊相混，壅阻气机，水谷精微失于输布，湿浊内聚。脾土壅滞则肝之疏泄失常，气血郁滞，湿邪与气血交阻日久，便成鼓胀。

2. 虫毒感染

多因血吸虫感染，虫毒阻塞经隧，脉道不通，日久失治，肝脾两伤，形成癥积。气滞络瘀，清浊相混，水液停留，乃成鼓胀。

3. 他病继发

他病损伤肝脾，致肝脾失调，水湿积聚，均有继发鼓胀的可能。常见如黄疸、积聚。黄疸日久，湿邪阻滞，肝脾受损，气滞血瘀，或癥积不愈，气滞血结，脉络壅塞，正气耗伤，痰瘀不化，水湿停聚，均可形成鼓胀。

4. 情志刺激

郁怒忧思，损伤肝脾。肝为藏血之脏，性喜条达，若情志不舒，肝失疏泄，气机不利，则血液运行不畅，致肝脉瘀阻；另一方面，肝气郁结不舒，气机不畅，气不行水，或横逆犯脾胃，脾胃受克，运化失司，以致水湿停留，水湿与血瘀蕴结，日久不化，痞塞中焦，便成鼓胀。

二、诊断

1. 初期脘腹作胀，食后尤甚，叩之如鼓。继而腹部胀大如鼓，重者腹壁青筋显露，脐孔突起。

2. 常伴有乏力、纳差、尿少及齿衄、鼻衄、皮肤紫斑等出血征象，可见面色萎黄、皮肤或巩膜黄染、手掌殷红、面颈胸部红丝赤缕、血痣及蟹爪纹。

3. 本病常有情志内伤、酒食不节、虫毒感染或黄疸、积聚久病不愈等病史。

4.B 超、CT 等检查有助于本病诊断。

三、临床表现

1. 气滞湿阻

腹胀按之不坚，胁下胀满或疼痛，饮食减少，食后胀甚，得嗳气、矢气稍减，小便短少，舌苔薄白腻，脉弦。

2. 水湿困脾

腹大胀满，按之如囊裹水，甚则颜面微浮，下肢浮肿，脘腹痞胀，精神困倦，怯寒懒动，小便少，大便溏，舌苔白腻，脉缓。

3. 湿热蕴结

腹大坚满，脘腹撑急，烦热口苦，渴不欲饮，小便赤涩，大便秘结或溏垢，舌尖边红，苔黄腻或灰黑，脉弦滑或数。

4. 肝脾血瘀

脘腹坚满，青筋显露，胁下癥结痛如针刺，面色晦暗黧黑，或见赤丝血缕，面、颈、胸、臂出现血痣或蟹爪纹，口干不欲饮水，大便色黑，舌质紫红或有紫斑，脉细涩。

5. 脾肾阳虚

腹大胀满，形似蛙腹，朝宽暮急，面色苍黄，或呈苍白，脘闷纳呆，神倦怯寒，肢冷浮肿，小便短少不利，舌体胖，质紫，苔淡白，脉沉细无力。

6. 肝肾阴虚

腹大胀满，或见青筋暴露，面色晦滞，唇紫，口干而燥，心烦失眠，时或鼻衄，牙龈出血，小便短少，舌质红绛少津，苔少或光剥，脉弦细数。

四、辨证施术

1. 穴位贴敷技术

患者取合理、舒适的体位，取穴以足厥阴肝经、足阳明胃经及任脉为主。可用麝香、甘遂捣烂贴敷于脐部，以利水消胀，实证加用大黄、莱菔子、芒硝等，虚证加用黄芪、附子、肉桂等。气滞湿阻者可取气海、关元、足三里、丰隆穴；水湿困脾者可取足三里、阴陵泉、脾俞穴；湿热蕴结者可取肺俞、阴陵泉穴；肝脾血瘀者可取肝俞、期门、脾俞、血海穴；脾肾阳虚者可取神阙、关元、脾俞、肾俞穴；肝肾阴虚者可取肝俞、太冲、期门、肾俞、涌泉等穴。

2. 隔物灸技术

患者取合适体位，根据辨证灵活选穴，在穴位上放置生姜、大蒜或附子等物进行艾灸。气滞湿阻者，取气海、关元等穴隔姜灸；水湿困脾者，取足三里、脾俞等穴隔姜灸；脾肾阳虚者，取神阙、关元、中极等穴隔姜或隔附子灸。

五、临证备要

1. 生活起居有常，注意防寒保暖，保证充足的休息和睡眠。病情允许可适度进行体育锻炼，如打太极拳、练八段锦等，以增强抗病能力，加速病体康复。

2. 密切观察腹胀以及腹水消长情况，观察尿量，准确记录24小时液体出入量，定期测腹围、体重和血压。注意观察有无出血倾向，观察呕吐物、排泄物的变化，并观察神志、面色、脉搏、血压、蜘蛛痣、腹壁静脉曲张等变化。出血患者，应观察出血量、色、质，有无头晕、心悸等症状。若有性格改变，举止反常，动作缓慢，睡眠异常等肝性脑病先兆表现，应及时处理。

3. 饮食宜低盐或无盐，以半流质、无渣饮食为主，忌辛辣、煎炸、坚硬之品，以防助热伤络。控制摄水量。气滞湿阻者宜食疏利之品，如柑橘、佛手、赤小豆、扁豆等；水湿困脾者宜食健脾利湿之品，如山药、薏苡仁、鲫鱼、赤小豆等，忌生冷、黏腻之物；湿热蕴结者宜食清热利湿之品，如冬瓜、鲤鱼、赤小豆等；肝脾血瘀者宜食行气活血之品，如萝卜、橘子、桃仁等；脾肾阳虚者宜食健脾益肾之品，如山药、黑鱼汤、鲫鱼汤、薏苡仁、赤小豆、扁豆等，忌生冷瓜果；肝肾阴虚者宜食凉润生津之品，如梨、藕、银耳等，或滋阴润燥之品，如甲鱼、淡菜、黑木耳等。

4. 注意情志调节，消除思想顾虑，避免抑郁恼怒，保持乐观的情绪，使肝气舒畅。

5. 避免接触疫水，远离疫区，防止血吸虫感染。注意避免接触或食用对肝有毒的物质。

第三节　瘿病

瘿病是以颈前喉结两旁结块肿大为主要临床特征的一类疾病。西医中单纯性甲状腺肿、甲状腺结节、甲状腺功能亢进症、甲状腺炎、甲状腺腺瘤、甲状腺癌均属本病范畴。古籍中有称瘿、瘿气、瘿瘤、瘿囊等名。

一、病因病机

瘿病的发生主要与情志内伤、饮食及水土失宜、体质因素等密切相关。瘿病的基本病机是气滞、痰凝、血瘀壅结颈前。本病初期多为气机郁滞，津凝痰聚，痰气搏结颈前，日久则可引起血脉瘀阻，进而气、痰、瘀三者合而为患。本病的病变部位主要在肝脾，与心有关。瘿病日久，在损伤肝阴的同时，也会伤及心阴，出现心悸、烦躁、脉数等症。

1. 情志内伤

忿郁恼怒或忧愁思虑日久，肝气失于条达，气机郁滞，则津液不得正常输布，易于凝聚成痰，气滞痰凝，壅结颈前，则形成瘿病。

2. 饮食及水土失宜

饮食失调，或居住在高山地区，水土失宜，一是影响脾胃的功能，使脾失健运，不能运化水湿，聚而生痰，二是影响气血的正常运行，致气滞、痰凝、血瘀壅结颈前，发为瘿病。

3. 体质因素

妇女以肝为先天，妇女的经、孕、产、乳等生理特点与肝经气血有密切关系，遇有情志、饮食等致病因素，常引起气郁痰结、气滞血瘀及肝郁化火等病理变化，故女性易患瘿病。

二、诊断

1. 以颈前喉结两旁结块肿大为最基本的临床特征。初作可如樱桃或指头大小，一般生长缓慢，大小不一，大者可如囊如袋，触之多柔软、光滑，病程日久则质地较硬，或可扪及结节。

2. 多发于女性，常有饮食不节、情志不舒的病史，或发病有一定的地域性。

三、临床表现

1. 气郁痰阻

颈前喉结两旁结块肿大，质软不痛，颈部觉胀，胸闷，喜太息，或兼胸胁窜痛，病情常随情志波动，苔薄白，脉弦。

2. 痰结血瘀

颈前喉结两旁结块肿大，按之较硬或有结节，肿块经久未消，胸闷，纳差，舌质暗或紫，苔薄白或白腻，脉弦或涩。

3. 肝火旺盛

颈前喉结两旁轻度或中度肿大，一般柔软光滑，烦热，容易出汗，性情急躁易怒，眼球突出，手指颤抖，面部烘热，口苦，舌质红，苔薄黄，脉弦数。

4. 心肝阴虚

颈前喉结两旁结块或大或小，质软，病起较缓，心悸不宁，心烦少寐，易出汗，手指颤动，眼干，目眩，倦怠乏力，舌质红，苔少或无苔，舌体颤动，脉弦细数。

四、辨证施术

1. 耳穴压豆技术

患者取合理、舒适体位，探查耳穴敏感点，清洁耳郭处皮肤，确定贴压部位。以内分泌、脑垂体、甲状腺、神门、交感、肾上腺为主穴。气郁痰阻证加肺、心、脾；痰结血瘀证加脾、胃、肺；肝火旺盛证加肝、眼；心肝阴虚证加心、肝。

2. 揿针技术

患者取合理、舒适体位，清洁皮肤，选取规格适宜的揿针进行埋针治疗。以人迎、天突、脾俞、心俞为主穴。气郁痰阻证加内关、足三里、丰隆；痰结血瘀证加合谷、三阴交、血海；肝火旺盛证加肝俞、太冲、承泣、四白、养老；心肝阴虚证加太冲、肝俞、太溪、三阴交；眼突者加丝竹空、上明、风池。

五、临证备要

1. 生活起居规律，劳逸结合，避免过度劳累。适当休息，注意补充足够的热量和营养，包括糖、蛋白质、维生素 B 族等。对精神紧张者必要时可给予适当镇静药物。鼓励患者参加适宜的文体活动。

2. 观察患者颈部肿块的大小、范围、温度，若肿块迅速长大，出现吞咽困难、声音嘶哑等症状，应及时处理。

3. 饮食应清淡，富有营养，进食高蛋白、高热量、高维生素食物。忌烟酒；忌食含碘食物，如紫菜、海带、海鲜等；忌生姜、羊肉、咖啡、浓茶等温热或刺激辛辣食物。尽量少吃容易引起甲状腺肿大的食品，如卷心菜、西兰花、大白菜、花生、土豆等。气郁痰阻证宜食理气化痰之品，如陈皮、丝瓜、李子等。痰结血瘀证宜食祛瘀化痰之品，如山楂、陈皮、金橘等。肝火旺盛证宜食清热解毒之品，如莲藕、苦瓜、绿豆等。心肝阴虚证宜食滋阴降火之品，如木耳、黑鱼、瘦肉等。

4. 向患者解释病情，消除其焦虑、恐惧情绪，避免各种不良的情绪刺激，使之心情舒畅。指导经常听轻松优美的音乐，以怡情养性。

第六章　肾系病证

第一节　水肿

　　水肿是体内水液滞留，泛滥肌肤，以头面、眼睑、四肢、腹背甚至全身浮肿为特征表现的一类病证。严重的还可能伴有胸水、腹水等。西医学中的急慢性肾小球肾炎、肾病综合征、继发性肾小球疾病等以水肿为主要表现者，可参照本节辨证调治。

一、病因病机

　　水肿病位在肺、脾、肾，而关键在肾。水肿的病因有风邪袭表、疮毒内犯、外感水湿、饮食不节及禀赋不足、久病劳倦。形成本病的机理为肺失通调，脾失转输，肾失开阖，三焦气化不利。

1. 风邪袭表

　　风为六淫之首，风寒或风热之邪，侵袭肺卫，肺失通调，风水相搏，发为水肿。

2. 疮毒内犯

肌肤疮毒，或咽喉肿烂，火热内攻，损伤肺脾肾，致津液气化失常，发为水肿。

3. 外感水湿

久居湿地，冒雨涉水，湿衣裹身时间过久，水湿内侵，困遏脾阳，脾胃失其升清降浊之能，水无所制，发为水肿。

4. 饮食不节

过食肥甘，嗜食辛辣，久则湿热中阻，损伤脾胃，或因生活饥饿，营养不足，脾气失养，以致脾运不健，脾失转输，水湿壅滞，发为水肿。

5. 禀赋不足，久病劳倦

先天禀赋薄弱，肾气亏虚，膀胱开阖不利，气化失常，水泛肌肤，发为水肿；或因劳倦久病，脾肾亏虚，津液转输及气化失常，发为水肿。

二、诊断

1. 水肿先从眼睑或下肢开始，继及四肢、全身。

2. 轻者仅眼睑或足胫浮肿，重者全身皆肿，甚则腹大胀满，气喘不能平卧。重者可见尿闭，恶心呕吐，口有秽味，齿衄，甚则头痛、抽搐、神昏、谵语等危象。

3. 发病前可有乳蛾、心悸、疮毒、紫癜以及久病体虚病史。

4. 尿常规、24 小时尿蛋白总量、肝肾功能、血浆蛋白、心电图、肝肾 B 超等检查有助于水肿的诊断。

三、临床表现

1. 风水相搏

眼睑及颜面浮肿，继则波及四肢和全身，来势迅速。可兼恶寒，发热，肢节酸楚，小便不利等症。偏于风热者，伴咽喉红肿疼痛，舌质红，脉浮滑数。偏于风寒者，兼恶寒，咳喘，舌苔薄白，脉浮滑或浮紧。

2. 湿毒浸淫

眼睑浮肿，延及全身，皮肤光亮，尿少色赤，身发疮痍，甚则溃烂，伴恶风发热，舌质红，苔黄，脉浮数或滑数。

3. 水湿浸渍

起病缓慢，病程较长，全身浮肿，下肢为甚，按之没指，小便短少，身体困重，胸闷，纳呆，泛恶，腹胀，苔白腻，脉沉缓或濡。

4. 湿热壅结

遍体浮肿，肿势多剧，皮肤绷急光亮，胸脘痞闷，烦热口渴，小便短赤，大便干结，舌质红，苔黄腻，脉沉数或濡数。

5. 脾阳虚衰

身肿日久，腰以下为甚，按之凹陷不易恢复，脘腹胀闷，纳少便溏，小便短少，畏寒肢冷，面色不华，神疲乏力，四肢倦怠，舌质淡，苔白腻或白滑，脉沉缓或沉弱。

6. 肾阳衰微

水肿反复消长不已，面浮身肿，腰以下甚，按之凹陷不起，尿少，腰冷酸痛，四肢厥冷，怯寒神疲，面色苍白，心悸胸闷，喘促难卧，腹大胀满，舌质淡胖，苔白，脉沉细或沉迟无力。

四、辨证施术

1. 耳穴压豆技术

患者取合理、舒适体位，探查耳穴敏感点，清洁耳郭处皮肤，确定贴压部位。主穴取肾、输尿管、膀胱。风水相搏证加肺、三焦、皮质下；湿毒浸淫证加脾、肺、内分泌；水湿浸渍证加脾、胃、尿道；湿热壅盛证加脾、三焦、尿道；脾阳虚衰证加脾、胃、内分泌；肾阳衰微证加心、三焦、尿道。

2. 悬灸技术

患者取合理、舒适体位，施灸可采用温和灸、雀啄灸、回旋灸手法，以足少阴肾经、足太阳膀胱经及任脉穴为主，取复溜、水分、肾俞、关元为主穴。风水相搏证加肺俞、太渊、足三里；湿毒浸淫证加气海、丰隆、阴陵泉；水湿浸渍证加脾俞、阴陵泉、足三里；湿热壅结证加气海、丰隆、涌泉；肾虚水泛、脾阳不振者加脾俞、三阴交、命门、阳陵泉。

五、临证备要

1. 保持居室整洁、安静、冷暖适宜。脾阳不振者病室温暖向阳，保暖防寒，预防外邪侵袭。急性期和病情严重者应绝对卧床休息，眼睑及头面部水肿较甚者，宜抬高头部；胸腹腔积水者，宜取半坐卧位；下肢肿甚者，应抬高下肢；长期卧床者应定时翻身。注意个人卫生，保持皮肤清洁，勤洗澡，勤换衣，勤剪指（趾）甲，穿宽松柔软透气棉织品，预防肌肤疮痍。注意口腔卫生，饭后用清水漱口，及时发现口腔隐患并进行治疗，如龋齿、牙龈炎、口腔溃疡、扁桃体肿大等。

2. 观察水肿的起始部位、程度、消长规律及小便的色、质、量、次数，记录 24 小时出入量。定时测腹围、血压、体重。测量体重，应使用同一体重计，时间宜为早餐前、排尿后，并尽量穿同重量的衣物称重。

3. 水肿患者饮食宜清淡、易消化、富有营养、低盐或无盐，少食多餐，戒烟限酒，忌辛辣、海腥等食物以防水肿复起。每日盐摄入量不超过 3g，严重水肿者应无盐饮食。补充高生物效价蛋白质，蛋白质摄入量每日每千克体重 0.8 ~ 1.0g。严格控制进水量，以"量出为入"为原则，每日进水量为前一天的尿量加 500mL。高热者予流质或半流质饮食。风水泛滥者可食用芹菜饮、冬瓜汤、赤小豆粥等以清热利水；浮肿尿少者可频饮赤小豆汤以利消肿，以尿量增多肿退为度；湿毒浸淫者可选食豆类、瓜类、菠菜等清热化湿之品；水湿浸渍者宜食健脾利水、渗湿舒筋之品，可食薏苡仁粥、鲤鱼赤小豆汤等；湿热蕴结者，饮食宜清淡，多食冬瓜粥等，以清热利水；脾阳不振者忌生冷、烈酒，少食产气食物，如牛奶、豆类、红薯等；肾虚水泛者宜食补肾利水之品，如黑芝麻、核桃等。尿少尿黄时多予清凉饮料，如绿豆汤、西瓜汁等，以清热解毒，利水消肿。水肿明显兼高血压者可用玉米须食疗方。

4.注意个人卫生，防止因疖肿、疮痍而诱发水肿。适当参加体育锻炼，可选择太极拳、八段锦、五禽戏等健身运动，以促进血脉流畅，增强体质。

第二节　淋证

淋证是以小便频数短涩，滴沥刺痛，欲出未尽，小腹拘急，或痛引腰腹为主要临床表现的一类病证。淋证亦名淋沥、诸淋、五淋，简称淋。西医学中的泌尿系统急慢性感染、结石、结核、肿瘤及急慢性前列腺炎、前列腺肥大、乳糜尿等多种疾病，以淋证为主要临床表现者，均可参照本节辨证调治。

一、病因病机

淋证的发生主要因外感湿热、饮食不节、情志失调、劳伤体虚而致。病机主要是湿热蕴结下焦，导致肾及膀胱气化不利。病位在膀胱与肾，亦与肝、脾相关。其病理因素主要为湿热之邪。

1.外感湿热

下阴不洁，秽污之邪侵入下焦，热蕴膀胱，发而为淋。

2.饮食失调

饮酒过度或偏食辛辣肥甘之品，脾胃运化失常，酿湿生热，下注膀胱，乃成淋证。

3. 情志失调

恼怒伤肝，肝失疏泄，气滞不宣，或气郁化火，气火郁于下焦，以致膀胱气化不利，导致淋证。

4. 劳伤体虚

劳伤过度，房事不节，多产多育，年老体虚，久病缠身，耗伤正气，或妊娠、产后脾肾气虚，而致膀胱气化不利，发为淋证。

二、诊断

1. 小便频急不畅，滴沥涩痛，小腹拘急，腰部酸痛为淋证的主要表现。

2. 病久或反复发作后，常伴有低热、腰痛、小腹坠胀、疲劳等症。

3. 多见于已婚女性，每因疲劳、情志变化、感受外邪、不洁房事而诱发。

三、临床表现

1. 热淋

小便频急短涩，灼热刺痛，溺色黄赤，少腹拘急胀痛，或伴腰痛拒按，或恶寒发热，口苦呕恶，或有大便秘结，苔黄腻，脉滑数。

2. 血淋

实证表现为小便灼热刺痛，尿色红赤，或夹血块，溲频短急，甚则尿道满急疼痛，痛引腰腹，舌尖红，苔薄黄，脉滑数。病延日久，则表现为虚证，小便热涩刺痛减轻或消失，尿色淡红，或伴低热，腰酸膝软，舌红少苔，脉细数。

3. 石淋

尿中夹有砂石，小便艰涩，或排尿时突然中断，尿道窘迫疼痛，少腹拘急，或腰痛如绞，尿中带血，舌红，苔薄黄，脉弦或带数。

4. 气淋

实证表现为小便涩滞，淋沥不畅，少腹满痛，甚则胀痛难忍，苔薄白，脉沉弦。虚证表现为少腹坠胀，尿有余沥，面色㿠白，舌质淡，脉细。

5. 膏淋

实证表现为小便浑浊，乳白或如米泔水，上有浮油如脂，置之沉淀，或夹凝块，或混有血液，尿道热涩疼痛，尿时阻塞不畅，舌质红，苔黄腻，脉濡数。虚证表现为病久不已，反复发作，小便涩痛消失，淋出如脂，形体消瘦，头晕乏力，腰膝酸软，舌质淡，苔腻，脉细弱无力。

6. 劳淋

小便不甚赤涩，但淋沥不已，时作时止，遇劳即发，腰酸膝软，神疲乏力，舌质淡，脉细弱。

四、辨证施术

1. 穴位贴敷技术

患者取合理、舒适体位，以足阳明胃经、足太阳膀胱经及任脉穴为主，取气血、关元、中极、足三里为主穴。热淋者加肾俞、太溪、照海；石淋者加肾俞、膀胱俞、次髎；血淋者加脾俞、三阴交、血海；气淋者加肾俞、命门、三阴交；膏淋加阴陵泉、丰隆、肾俞；劳淋加肾俞、命门、太溪。

2. 悬灸技术

患者取合理、舒适体位，施灸可采用悬灸、雀啄灸、回旋灸手法，以足太阳膀胱经、足少阴肾经及任脉穴为主，取肾俞、太溪、气海、关元为主穴。热淋者加中极、足三里、照海；石淋者加膀胱俞、次髎、三阴交；血淋者加足三里、血海、三阴交；气淋者加足三里、命门、三阴交；膏淋者加中极、阴陵泉、丰隆；劳淋者加足三里、命门、照海。

五、临证备要

1. 急性期患者应注意卧床休息，慢性期一般不宜从事重体力劳动和剧烈活动。石淋患者宜多运动，适当做跳跃运动，以利砂石排出。注意个人卫生，宜淋浴，避免交叉感染。保持外阴部清洁卫生，每天用温水等清洗会阴部。便后清洗阴部及肛门，防止泌尿道逆行感染。节制房事。穿棉质内裤，不穿紧身裤。少憋尿，有尿意及时排尿，可以有效预防本病的发生。

2. 严密观察小便的色、质、量及伴随症状。热淋者观察尿时有无灼热刺痛，有无寒热起伏；血淋者观察尿色，并做好尿的次数及尿量的记录；石淋者观察排尿情况，有无血块、砂石排出，急性发作时绞痛发生的时间、部位、性质、次数等，若见患者面白汗出，呕恶、辗转呻吟，要及时处理；膏淋者观察尿色、尿量，若膏脂物阻塞尿道而排尿困难，可用腹式呼吸，慢慢增加腹内压，使膏脂物随尿排出。

3. 饮食宜清淡，多食水果、蔬菜，忌辛辣、油腻及刺激性食物，戒烟酒。每日饮水量应在 2000mL 以上，以增加尿量，冲洗尿路细菌和炎性物质。热淋者多饮绿茶以清热利湿，多食碱性食物，如青菜、萝卜等，使尿液碱化而减轻疼痛；血淋者宜食清淡爽口之品，忌辛辣烟酒动火之品；石淋者可用白茅根煎水代茶饮，限食钙磷含量高的食物，如牛奶、杨梅、红茶、巧克力、肥肉、蛋黄等；气淋者可实用佛手柑粥、橘皮滑石粥、黄芪粥、参枣米饭等以补脾益气；膏淋者以素食为佳，忌肥甘厚腻之品；劳淋者可食用人参大枣粥、黑芝麻粥、芡实茯苓粥等补益之品。

4. 淋证病情易反复，要耐心疏导患者正确对待疾病，积极配合治疗。热淋或石淋者排尿涩痛或绞痛者，给予安慰，以消除患者恐惧紧张心理。气淋者应避免抑郁伤脾，暴怒伤肝。劳淋者勿忧思劳倦，纵欲无度。

5. 加强锻炼，保证足够的活动量，提高抗病能力，防止复发。

第三节　癃闭

癃闭是以尿量减少，排尿困难，甚则小便闭塞不通为主要临床表现的病证。小便不利，点滴而短少，病势较缓者为"癃"；小便闭塞，点滴不通，病势较急者为"闭"。癃与闭虽有区别，但都是指排尿困难，二者只是在程度上有差别，故总称为癃闭。西医学中的膀胱括约肌痉挛、尿路肿瘤、尿道狭窄、前列腺增生症等引起的尿潴留，及肾功能不全引起的少尿、无尿症，均可参照本节辨证调治。

一、病因病机

癃闭的病因主要有外邪侵袭、饮食不节、情志内伤、淤浊内停、体虚久病五方面。基本病机是膀胱气化功能失调。其病位主要在膀胱与肾，并与三焦、肺、脾、肝密切相关。

1. 饮食不节

嗜食辛辣醇酒，肥甘厚味，以致脾失健运，湿热内生，阻于中焦，下注膀胱；或肾热移于膀胱，膀胱湿热阻滞，气化不行，小便不通，而成癃闭。

2. 外邪侵袭

湿热毒邪伤肺，肺热壅滞，肺气闭塞，肺失宣肃，水道通调障碍，津液不能下输膀胱；或肺热过盛，下移膀胱，以致上、下焦为热气闭阻而成癃闭；或下阴不洁，湿热秽浊之邪上犯膀胱，膀胱气化不利，小便不通，则为癃闭。

3. 体虚久病

饮食不节、饥饱失宜或久病劳倦伤脾，脾气虚弱，清气不升，则浊阴不降，小便不利。年老或久病，肾阳不足，命门火衰，"无阳则阴无以生"而致尿不得出；或下焦积热，久病津亏，致肾阴耗损，"无阴则阳无以化"而小便不利。

4. 情志内调

七情内伤，肝郁气结，疏泄失常，三焦水液运化及气化功能失调，水道受阻，形成癃闭。且肝经绕阴器，抵少腹，故肝经有病，也可导致癃闭。

5. 尿路阻塞

瘀血败精停留不去，阻塞尿道，或肿块结石，阻于尿路，小便难以排出，因而形成癃闭。

二、诊断

1. 起病急骤，逐渐加重，小便不利，点滴不畅，或小便闭塞不通，尿道无涩痛，每日尿量明显减少。

2. 多见于老年男性，或产后妇女及手术后患者，或患有水肿、淋证、消渴等病，迁延日久不愈之患者。

3. 触叩小腹部可发现膀胱明显膨隆等水蓄膀胱证候，或查膀胱内无尿液，甚或伴有水肿、头晕、喘促等肾元衰竭证候。

三、临床表现

1. 膀胱湿热

小便点滴不通，或量极少而短赤灼热，小腹胀满，口苦口黏，或口渴不欲饮，或大便不畅，舌质红，苔黄腻，脉濡数。

2. 肺热壅盛

小便不畅，或点滴不通，咳嗽咽干，烦渴欲饮，咯痰浓稠，呼吸短促，舌红，苔薄黄，脉数。

3. 肝郁气滞

小便不通或通而不畅，情志抑郁，或多烦善怒，胸胁腹胀满或痛，舌红，苔薄黄，脉弦。

4. 浊瘀阻塞

小便点滴而下，或尿如细线，甚者阻塞不通，小腹胀满疼痛，舌紫暗或有瘀点、瘀斑，脉涩。

5. 脾气不升

小腹坠胀，时欲小便而不得出，或量少而不畅，或大便溏泄，神疲乏力，食欲不振，气短而语气低微，舌淡苔薄，脉细弱。

6. 肾阳衰惫

小便点滴不爽，排尿无力或尿闭不通，腰膝疼痛或酸软无力，面色㿠白，畏寒肢冷，神气怯弱，舌淡苔白，脉沉细弱。

7. 肾阴亏耗

小便欲解不得，虽屡出而量极短少，咽干心烦，手足心热，腰膝酸痛，耳聋，遗精，舌红少津，脉细数。

四、辨证施术

1. 悬灸技术

患者取合理、舒适体位，施灸可采用温和灸、雀啄灸、回旋灸手法，以足太阴脾经、足太阳膀胱经、足少阴肾经及任脉穴为主，取气海、关元、肾俞、中极等穴。膀胱湿热者加阴陵泉、水道、丰隆、膀胱俞；肺热壅盛者加肺俞、太渊、水道、足三里；肝郁气滞者加肝俞、太冲、足三里、三阴交；浊瘀阻塞者加足三里、三阴交、阳陵泉；脾气不升及肾阳衰惫者加涌泉、太溪、照海、三阴交；肾阴亏耗者加命门、涌泉、足三里。

2. 揿针技术

患者取合理、舒适体位，清洁皮肤，选取规格合适的揿针进行埋针治疗，主穴：气海、关元、肾俞、中极。配穴：膀胱湿热者加阴陵泉、膀胱俞；肺热壅盛者加肺俞、太渊；肝郁气滞者加肝俞、太冲；浊瘀阻塞者加足三里、三阴交；脾气不升及肾阳衰惫者加脾俞、太溪；肾阴亏耗者加水道、太溪。

五、临证备要

1. 病室整洁、安静，避免噪音等不良刺激。起床或改变体位时动作应缓慢，行走时穿软底防滑鞋，以免发生意外。季节变化及时加衣添被。注意休息，不可过劳，起居有节，远离房帏。皮肤瘙痒者，应勤剪指甲，勿搔抓皮肤，以免破损感染。恢复期可逐渐增加活动量，增强体质，以不疲劳为度。导尿者应保持会阴清洁，防止继发感染。必要时测量腹围。指导患者养成良好的生活方式，如戒除忍尿不解不良习惯。避免与上呼吸道感染者接触，尽量少去人多的场所，预防交叉感染。

2. 观察小腹膨胀、全身浮肿、尿量、尿色、尿液性质及次数等情况，详细记录 24 小时尿量，如一天尿量少于 50mL 或伴有全身严重症状者，为危重征象，当及时处理。注意观察排尿不畅是否伴有血块、砂石。若排尿点滴不畅、热赤而闭，或欲尿而不得出、尿细如丝或闭塞不通者，必要时行诱导排尿。不习惯床上排尿者，可协助坐起排尿，或予留置导尿并做好导管护理。液体输入本着"量出为入，调整平衡"的原则进行。

3. 饮食宜清淡、有营养，多食水果和蔬菜，忌食辛辣、烟酒、肥甘厚腻等生湿助火之品。急性期宜低盐饮食，少食多餐。少尿或无尿者，严格控制入水量，以"量出为入"为原则，每日进水量为前一天的尿量加 500mL。水肿、高血压者每日盐摄入量不超过 3g。少尿及高血钾患者需严格控制含钾食物的摄入，如香蕉、橘子、香菇等。膀胱湿热者宜食滑利渗湿之品，如赤小豆粥、冬瓜汤、车前草煎汤等；肝郁气滞者宜食疏肝理气之品，如佛手、橘皮等；肺热壅盛者可食西瓜汁、绿豆汤、秋梨白藕汁，鼓励多饮水；浊瘀堵塞者，保证充足水分，保持每日尿量在 2500mL 以上，可用金钱草煎汤代茶频饮；中气不足者予以健脾益气之品，如黄芪粥、山药等；肾阳衰者予以温补之品，如芡实茯苓粥、当归羊肉汤等；肾阴亏耗者予以养阴清热之品，如黑豆粥或补髓汤。

4. 避免忧思积虑和劳累过度等诱发因素。肝郁气滞者多因病情急而痛苦，难以名状而紧张不安，更加重病情，故当加强情志护理，避免不良刺激，抑郁者疏导，善怒者稳定其情绪。配合练习内养功、放松功，保持恬淡心境，通过听音乐、读书看报等方法移情易性，解除思想顾虑。

第七章　气血津液病证

第一节　郁证

郁证是由于肝失疏泄，或脾失健运、心失所养、脏腑气血阴阳失调等引起气机郁滞，以心情抑郁，情绪不宁，胸部满闷，胁肋胀痛，或易怒喜哭，或咽中如有异物梗塞等为主要临床表现的一类病证。郁有广义、狭义之分。广义的郁，包括外邪、情志等因素导致气、血、痰、食、火、湿等病理产物的滞塞和郁结；狭义的郁，单指情志不舒为病因的郁。本节所论之郁主要为狭义之郁。西医学中的神经衰弱、癔症、焦虑症、更年期综合征、反应性精神病等出现以郁证为主要临床表现时，可参考本病辨证论治。

一、病因病机

郁证多因郁怒、忧思、恐惧等七情内伤，使气机不畅，出现湿、痰、热、食、瘀等病理产物，进而损伤心、脾、肾，致使脏腑功能失调，加之机体脏气易郁，最终发展为本病。

1. 情志失调

七情过极，持久刺激，而致情志失调为病。忧思恼怒，肝失条达，气机不畅，肝气郁结，而成气郁；气滞日久，血行不畅，而成血郁；气郁日久化火，形成火郁；忧愁思虑或谋虑不遂，外郁伤脾，脾失健运，使脾运化水湿的功能受到影响，导致食滞不消而蕴湿、生痰、化热等，则又可成为食郁、湿郁、痰郁、热郁。

2. 体质因素

原本肝旺，或体质素弱，复加情志刺激，肝郁抑脾，饮食渐减，生化乏源，日久必气血不足，心脾失养，或郁火暗耗营血，阴虚火旺，心病及肾，而致心肾阴虚。

二、诊断

1. 以忧郁不畅、情绪不宁、胸胁胀满疼痛为主要临床表现，或出现易怒易哭，或咽中如有异物感，吞之不下，咳之不出的特殊症状。

2. 有忧愁、焦虑、悲哀、恐惧、愤懑等情志内伤的病史，并且郁证病情的反复常与情志因素密切相关。

3. 多发生于中青年女性，无其他病证表现。

4. 抑郁量表、焦虑量表测定有助于郁证的诊断及鉴别诊断。

5. 以咽中有物吞之不下、咳之不出等咽喉症状为主要表现时，X线及内镜检查有助于排除咽喉或食管类疾病。

三、临床表现

1. 肝气郁结

精神抑郁，情绪不宁，胸部满闷，胁肋胀痛，痛无定处，脘闷嗳气，不思饮食，或呕吐，大便不调，舌质淡红，苔薄腻，脉弦。

2. 痰气郁结

精神抑郁，胸部闷塞，胁肋胀满，咽中不适，如有物梗阻，咳之不出，咽之不下，舌质淡红，苔白腻，脉弦滑。

3. 心神失养

精神恍惚，心神不宁，多疑易惊，悲忧善哭，或时时欠伸，或手舞足蹈，舌质淡，苔薄白，脉弦细。

4. 心脾两虚

多思善虑，头晕神疲，心悸胆怯，失眠健忘，面色不华，食欲不振，舌质淡，苔薄白，脉细弱。

四、辨证施术

1. 耳穴压豆技术

患者取合理、舒适体位，探查耳穴敏感点，清洁耳郭处皮肤，确定贴压部位。主穴：神门、皮质下、心、肾。配穴：肝气郁结证加肝；痰气郁结加三焦；心脾两虚证加心、脾；心肾阴虚者加交感。

2. 揿针技术

患者取合理、舒适体位，清洁皮肤，选取规格适宜的揿针进行埋针治疗，根据辨证灵活取穴。肝气郁结证，取膻中、期门、太冲、足三里、三阴交、神门、内关；痰气郁结证，取天突、膻中、期门、足三里、丰隆；心脾两虚证，取内关、神门、血海、足三里。

3. 刮痧技术

患者取仰卧位，先刮头顶正中部，由发际开始向后刮拭；再由正中向两边刮至头维穴。患者取侧卧位，分别刮拭头部两侧及后部，刮拭手法由轻到重，以患者能耐受为度。肝气郁结证加期门、太冲；痰气郁结证加膻中、丰隆；心脾两虚证加内关、足三里。

五、临证备要

1. 居室整洁、安静，消除噪音干扰，避免强光刺激，温湿度适宜；生活起居有规律，劳逸结合，保证充足的睡眠时间；鼓励多参加社会活动和体育活动，多与其信任者沟通交流。

2. 注意观察患者的精神、情绪、情感、睡眠、饮食等情况。

3. 饮食以清淡、易消化、富有营养为原则，多食碳水化合物及蔬菜、水果，少食辛辣、刺激、肥甘厚腻等食物。肝气郁结者饮食以蔬菜和营养丰富的鱼、瘦肉、乳类为宜，常吃柑橘等疏通理气之品；痰气郁结者常吃萝卜等顺气化痰之品；心神失养者加强饮食调护，少食辛辣、咖啡、浓茶等刺激之品，可常吃莲子汤、桂圆参蜜膏；心脾两虚者可常吃健脾养心安神之品，如红枣桂圆汤、百合莲子汤。

4. 积极寻找本病的诱发因素，避免忧郁、悲伤、焦虑等负性情绪。鼓励患者多与信赖的人沟通交流；避免因不良的刺激而加重病情，可采用转移疗法进行护理。

5. 中药汤剂宜温热服。遵医嘱按时按量服用。

第二节　消渴

消渴是以多饮、多尿、乏力、消瘦或尿有甜味为主要症状的病证。西医学的糖尿病属于本病范畴，可参照本病辨证调治。其他具有多尿、烦渴的临床特点，与消渴有某些相似之处的疾病或症状，如尿崩症等，亦可参考本病辨证调治。

一、病因病机

消渴是由先天禀赋不足、饮食不节、情志失调、劳倦内伤等导致阴虚内热，以多饮、多尿、乏力、消瘦或尿有甜味为主要症状的病证。

1. 禀赋不足

肾为先天之本，寓元阴元阳，主藏精。肾阴亏虚是消渴病机中最为关键的因素，先天禀赋不足，阴虚体质者最易罹患本病。

肾阴亏虚，水竭火烈，上燔心肺则烦渴多饮，中灼脾胃则胃热消谷。肾失濡养，开阖固摄失权，则水谷精微直趋下泄，随小便排出体外，故尿多甜味。

2. 饮食失节

长期过食肥甘、醇酒厚味、辛辣香燥之品，导致脾胃损伤。胃主腐熟水谷，脾主运化，为胃行其津液。燥热伤脾胃，胃火炽盛，脾阴不足，则口渴多饮，多食善饥；脾气虚，不能转输水谷精微，则水谷精微下流注入小便，则小便味甘；水谷精微不能濡养肌肉，则形体日渐消瘦。

3. 情志失调

长期过度的情志刺激，如郁怒伤肝，肝气郁结不得疏泄，或劳心竭虑，营谋强思等郁久化火，消灼肺胃阴津而发为消渴。肺为水之上源，主敷布津液，若木火刑金，燥热伤肺，则津液不能敷布而口渴多饮；津液直趋下行，随小便排出体外，故小便频数量多。

4. 劳欲过度

房劳过度，损伤肾精，可致虚火内生，火因水竭益烈，水因火烈而益干，终致肾虚、肺燥、胃热俱现，发为消渴。

二、诊断

1. 口渴多饮、多食易饥、尿频量多、形体消瘦或尿有甜味等具有特征性的临床症状，是诊断消渴病的主要依据。

2. 有的患者"三多"症状不显著，但若于中年之后发病，且嗜食膏粱厚味、醇酒炙煿，以及病久并发眩晕、肺痨、胸痹、中风、雀目、疮痈等病证者，应考虑消渴的可能性。

3. 由于本病的发生与禀赋不足有较为密切的关系，故消渴病的家族史可供诊断参考。

三、临床表现

1. 肺热津伤

口渴多饮，口舌干燥，尿频量多，烦热多汗，舌边尖红，苔薄黄，脉洪数。

2. 胃热炽盛

多食易饥，口渴，尿多，形体消瘦，大便干燥，苔黄，脉滑实有力。

3. 气阴亏虚

口渴引饮，能食与便溏并见，或饮食减少，精神不振，四肢乏力，体瘦，舌质淡红，苔白而干，脉弱。

4. 肾阴亏虚

尿频量多，混浊如脂膏，或尿甜，腰膝酸软，乏力，头晕耳鸣，口干唇燥，皮肤干燥、瘙痒，舌红苔少，脉细数。

5. 阴阳两虚

小便频数，混浊如膏，甚至饮一溲一，面容憔悴，耳轮干枯，腰膝酸软，四肢欠温，畏寒肢冷，阳痿或月经不调，舌苔淡白而干，脉沉细无力。

四、辨证施术

1. 耳穴压豆技术

患者取合理、舒适体位，探查耳穴敏感点，清洁耳郭处皮肤，确定贴压部位。主穴：胰腺点、胰胆、神门、内分泌、皮质下、交感、缘中。配穴：肺热津伤证加肺、渴点；胃热炽盛证加胃、耳尖、饥点；肾阴亏虚证加肾；阴阳两虚证加肾、三焦、膀胱。

2. 中药熏药技术

患者取合理、舒适体位，根据不同证型选择适宜的中药进行手足部熏洗，药液温度及熏洗时间应适宜。熏洗过程中注意避风，冬季注意保暖，洗毕应及时擦干药液和汗液，暴露部位尽量加盖衣被。避免烫伤皮肤，若皮肤出现过敏情况需即刻停止熏蒸。

五、临证备要

1. 消渴病与饮食不节密切相关，因此控制饮食对于消渴病的治疗具有重要意义。少数患者经过严格而合理的饮食控制，即能收到良好的效果。限制主食、油脂的摄入，忌食糖类，养成定时定量进餐的习惯。戒烟、酒、浓茶及咖啡等。

2. 适当运动是防治消渴病的有效措施之一，应"以不疲劳为度"，根据病情选择散步、导引、游泳、舞蹈等健身方式。

3. 消渴病的发生发展与心境愁郁相关，因而"节喜怒""减思虑"，保持情志调畅，有利于病情的控制和康复。

4. 日常监测血糖，警惕低血糖反应，如出现心慌、出冷汗甚至晕倒等表现，应立即服用糖水以缓解症状。外出时随身携带糖果，以便出现低血糖时食用。

第三节 虚劳

虚劳又称虚损，是以脏腑亏损，气血阴阳虚衰，久虚不复成劳为主要病机，以五脏虚证为主要临床表现的多种慢性虚弱证候的总称。西医学中各系统、各器官发生的多种慢性消耗性和功能衰退性疾病，如出现类似虚劳的临床表现时，均可参照本节辨证调治。

一、病因病机

1. 先天不足，体质薄弱

虚劳的形成与先天禀赋不足、体质衰弱、素体阴阳偏盛偏衰相关。如父母体虚、胎孕失养、生育过多、喂养不当等，使禀赋薄弱，精气不充，易患疾病。且患病后易致久病不复，使脏腑、气血、阴阳亏虚日甚，发为虚劳。

2. 重病久病，耗伤正气

罹患大病重病，邪气偏盛，耗伤脏气，气血阴阳亏损，或久病迁延不愈，精气耗伤，或病后失于调养，正气难复，均可演变为虚劳。久病而成虚劳者，可因病性差异造成不同损伤。如热病日久，耗伤阴血；寒病日久，伤气损阳；瘀结日久，新血不生，阴血暗耗。

3. 误治失治，损耗精气

辨治失误，或用药不当，可使精气损伤。如苦寒太过，损伤脾胃，耗伤阳气；燥热太过，损耗津液；攻伐太过，伤阴耗阳。误治失治亦延误救治时机，加重阴精、阳气耗损，更使正气难复。使用金石、虫类、有毒之品不当，或长期、过度接触化学有害物质，使阴精气血耗损，渐生虚损。

4. 烦劳过度，损伤五脏

此以劳神过度及房劳为多见。如忧郁思虑、积思不解、所欲未遂等过度劳神，易使心失所养，脾失健运，心脾两伤，气血亏损，久则成劳。或早婚多育、恣情纵欲、房事不节、频繁手淫等，易致肾精亏虚，肾气不足，阴阳两损，渐生虚劳。

5. 饮食不节，气血匮乏

暴饮暴食，饥饱不调，饮食偏嗜，营养不良，或饮酒过度，均致脾胃损伤，不能化生水谷精微，气血来源不充，脏腑经络失于濡养，日久形成虚劳之病。

二、诊断

1. 脏腑、气血、阴阳的亏虚以一组或多组有内在联系的证候群出现，并呈慢性演变的过程。起病多缓慢或隐匿，亦可明显、急骤，但以前者为多见。

2. 临床可见消瘦憔悴，面色无华，身体羸弱，甚或形神衰败，大肉尽脱，食少便溏，心悸气促，呼多吸少，自汗盗汗，或五心烦热，或畏寒肢冷，脉虚无力等诸多症状。

3. 病因复杂，涉及外感六淫、内伤七情、饮食劳倦、痰饮、瘀血等。常有慢性疾病史。

4. 应排除内科其他疾病中出现的虚证。

三、临床表现

1. 气虚

面色苍白，短气懒言，语声低微，头昏神疲，肢体无力，舌淡苔白，脉细软弱。肺气虚则咳嗽无力，痰液清稀，或有气喘，畏风自汗，声音低怯，时寒时热，平素易于感冒；脾气虚则食少便溏，脘腹坠胀，脱肛，面足虚浮，倦怠乏力；心气虚则心悸怔忡，活动时加重，失眠，脉结代；肾气虚则腰膝酸软，耳鸣耳聋，尿多或不禁，白带清稀。

2. 血虚

面色萎黄或淡白无华，唇、舌、指甲色淡，头晕眼花，肌肤枯糙，舌质淡红，脉细。心血虚则心悸怔忡，健忘，失眠，多梦；肝血虚则头晕目眩，肢体麻木，筋脉拘急，或惊惕肉瞤，妇女月经不调，量少，色淡。

3. 阴虚

面颧红赤，唇红，低烧潮热，手足心热，虚烦不安，盗汗，口干，舌红少津，脉细数无力。肺阴虚则干咳痰少质黏，痰中有时带血，咽燥，声嘎失音；心阴虚则心悸，心烦，善惊少寐，或口舌生疮；脾胃阴虚则脘部灼热隐痛，嘈杂，呃逆，饥不欲食，干呕，大便干燥；肝阴虚则头晕目眩，两目干涩，急躁易怒，耳鸣，或肢体麻木，惊惕肉瞤；肾阴虚则腰膝酸软或两足痿弱，遗精，眩晕，耳鸣耳聋等。

4. 阳虚

面色苍白或晦暗，怕冷，手足不温，出冷汗，精神疲倦，气息微弱，或有浮肿，下肢为甚，舌质胖嫩，边有齿印，苔淡白而润，脉细微、沉迟或虚大。心阳虚则心悸，心胸憋闷疼痛；脾阳虚则腹胀冷痛，肠鸣便溏或完谷不化；肾阳虚则腰背冷痛，阳痿，遗精，多尿或不禁，五更泄泻或下利清谷等。

四、辨证施术

1. 穴位贴敷技术

患者取合理、舒适的体位，调治以足太阳膀胱经、足少阴肾经及任脉穴为主。气虚者取气海、关元、足三里等穴；血虚者取气海、关元、足三里、血海、脾俞、胃俞；阳虚者取肾俞、命门、涌泉；阴虚者取太溪、三阴交和照海。神疲乏力者加气海、关元、肺俞、肾俞等穴；心悸者加内关、神门、心俞等穴；夜寐不安者，可用吴茱萸贴敷涌泉穴；腰膝酸软者加肾俞、关元、三阴交等穴。

2. 督灸技术

患者取合适体位，在背部督脉上放置大纱布和督灸器具，铺上姜泥并压实，再在姜泥上铺艾绒，点燃艾绒，根据症状及患者耐热程度，选择适合的灸治次数。督灸适合气虚、血虚、阳虚者。

五、临证备要

1. 起居有常，避风寒，适寒温，减少伤风感冒。劳逸适度，根据体质情况，可适当进行散步、练气功及打太极拳等活动。注意节制房事。

2. 观察体温、心率、心律、饮食、睡眠、大便、小便的变化情况，病重及老年患者，密切观察其生命体征，并做详细记录。

3. 饮食应富于营养，易消化。气虚者宜食用红枣、糯米粥、猪肺等补气；血虚者宜多食补血类食物，如猪肝、菠菜、瘦肉、鸡蛋、龙眼肉等，可用当归黄芪蒸鸡；阴虚者可选百合、绿豆、甲鱼、黑木耳、银耳、淡菜等滋阴食物，忌烟酒及辛辣刺激、温燥动火伤阴之品；阳虚者宜多食羊肉、狗肉等温阳之品。夜寐不佳者注意晚餐不宜过饱，睡前 1 小时可食莲子百合红枣羹或饮热牛奶，不饮浓茶、咖啡等兴奋性饮料。对辛辣厚味、过分滋腻、生冷不洁之物，则应少食甚至不食。吸烟嗜酒有损正气，应该戒除。

4. 畅情志，少烦扰，保持情绪稳定，有利于虚劳的康复。

5. 消除及避免引起虚劳的原因是防治虚劳的根本措施。

第八章　经络肢体病证

第一节　痹证

痹证是以肢体筋骨、关节、肌肉等处发生疼痛、酸楚、重着、麻木，或关节屈伸不利、僵硬、肿大、变形及活动障碍为主要表现的病证。西医学中的风湿性关节炎、类风湿关节炎、坐骨神经痛、风湿热、强直性脊柱炎、痛风、增生性骨关节炎等出现痹证的临床表现时，可参照本节辨证调治。

一、病因病机

痹证的发生主要因禀赋不足、外邪入侵、饮食不节、年老久病、劳逸不当等，导致素体亏虚，卫外不固，或风寒湿热，阻滞经络，或痰热内生，痰瘀互结，或肝肾不足，筋脉失养，或精气亏损，外邪乘袭，导致经络痹阻，气血不畅，发为痹证。

1. 禀赋不足

素体亏虚，卫外不固，或脾虚运化失常，气血生化乏源，易感外邪，如《诸病源候论·风湿痹候》云："由血气虚，则受风湿，而成此病。"

2. 外邪入侵

感受风、寒、湿、热之邪为本病发病的外部条件。因久居湿地涉水冒雨，睡卧当风，水中作业，冷热交错，或风寒湿痹日久不愈，郁而化热，亦可由于阳虚之体，而致风寒湿热之邪乘虚侵袭人体，留注经络而成痹证。正如《素问·痹论》云："风寒湿三气杂至，合而为痹也。"

3. 饮食不节

过食肥甘厚味，伤及脾胃，酿生痰热，痰瘀互阻，导致经络瘀滞，气血运行不畅，故发为痹证。如《中藏经·论肉痹》云："肉痹者，饮食不节，膏粱肥美之所为也。"

4. 年老久病

年老体虚，肝肾不足，肢体筋脉失养，或病后气血不足，腠理空疏，外邪乘虚而入，而致痹证。如《济生方·痹》云："皆因体虚空疏，受风寒湿气而成痹也。"

此外，跌仆外伤，损及肢体筋脉，气血经脉痹阻，亦与痹证发生有关。

二、诊断

1. 突然或逐渐肢体关节、肌肉疼痛、酸楚、麻木、重着、屈伸不利及活动障碍为本病的临床特征。

2. 肢体关节疼痛或游走不定，恶风寒；或痛剧，遇寒则甚，得热则缓；或重着而痛，四肢沉重，活动不灵，肌肤麻木不仁；或肢体关节疼痛，痛处焮红灼热，筋脉拘急；或关节剧痛，肿大，僵硬，变形；或绵绵而痛，麻木尤甚，伴心悸、乏力者。

3. 本病可发生于任何年龄。不同年龄的发病与疾病的类型有一定关系。

4. 抗溶血性链球菌"O"、红细胞沉降率、C反应蛋白、类风湿因子、血清抗核抗体等检查常有助于本病的诊断；X线和CT等影像学检查有助于了解骨关节疾病的病变部位与损伤程度；心电图、心脏彩超、肺功能等检查有助于了解本病是否累及脏腑。

三、临床表现

1. 风寒湿痹

（1）行痹：肢体关节、肌肉疼痛，屈伸不利，可累及多个关节，疼痛呈游走性，初起可见恶风、发热等表证，舌质淡，苔薄白或薄腻，脉浮或浮缓。

（2）痛痹：肢体关节疼痛，疼势较剧，痛有定处，关节屈伸不利，局部皮肤或有寒冷感，遇寒痛甚，得热痛减，口淡不渴，恶风寒，舌质淡，苔薄白，脉弦紧。

（3）着痹：肢体关节、肌肉酸楚、重着、疼痛，关节活动不利，肌肤麻木不仁，或肿胀，手足困重，舌质淡，苔白腻，脉濡缓。

2. 风湿热痹

肢体关节疼痛，活动不利，局部灼热红肿，得冷则舒，可有皮下结节或红斑，多兼有发热，恶风，汗出，口渴，烦闷不安，尿黄，便干，舌质红，苔黄腻或黄燥，脉滑数或浮数。

3. 痰瘀痹阻

病程日久，肢体关节肿胀刺痛，痛有定处，夜间痛甚；或关节肌肤紫暗、肿胀，按之较硬，肢体顽麻或重着；或关节僵硬变形，屈伸不利，甚则肌肉萎缩，有硬结、瘀斑，面色暗黧，肌肤甲错，眼睑浮肿，或痰多胸闷。舌质暗紫或有瘀点瘀斑，苔白腻，脉弦涩。

4. 肝肾两虚

痹证日久不愈，关节肿大，僵硬变形，屈伸不利，肌肉瘦削，腰膝酸软；或畏寒肢冷，阳痿遗精；或头晕目眩，骨蒸潮热，面色潮红，心烦口干，失眠。舌质红，少苔，脉细数。

四、辨证施术

1. 督灸、悬灸技术

患者取合理、舒适体位，施灸可采用督灸、悬灸手法，以足太阳膀胱经、足阳明胃经及督脉穴为主。以风池、大椎、足三里、阳陵泉、八髎穴为主穴，风寒湿痹加风池、阴陵泉，风湿热痹证加大椎、曲池，痰瘀痹阻证加丰隆、膈俞，肝肾两虚证加肝俞、肾俞。

2. 刮痧技术

患者取合适体位，按刮痧要求，根据发病的部位进行循经刮拭，先以徐缓而温和的手法首刮大椎、大杼、膏肓、神堂穴，再重点在疼痛部位颈肩部、背部及上下肢进行刮拭。风寒湿痹重点刮拭大椎、风门；风湿热痹证重点刮拭大椎、曲池；痰瘀痹阻证重点刮拭丰隆、膈俞；肝肾两虚证重点刮拭肝俞、肾俞。刮痧用力均匀，以出现红紫色痧点为度。

3. 中药熏药技术

患者取合理、舒适体位，根据不同证型选择适宜的中药进行熏洗，加水量以全部浸泡患处为宜，药液温度及熏洗时间适宜。熏洗过程中注意避风，冬季注意保暖，洗毕应及时擦干药液和汗液，暴露部位尽量加盖衣被。避免烫伤皮肤，若皮肤出现过敏情况需即刻停止熏蒸。

五、临证备要

1. 居住环境应干燥通风，阳光充足，避免阴暗潮湿。外出时要注意保暖，避免雨淋或受凉。户外活动要选择合适时机，在天气晴好的时间外出，尽量避免阴冷、下雨天到户外活动。居住环境要避免受潮，夏天不宜过度降温，洗澡水温不宜过凉。风寒湿痹温度宜偏暖，可多加衣被。风湿热痹者外出注意避免阳光直射，应选择通风、凉爽、晴天为主；居室内要保持光线柔和，凉爽通风。

2. 观察疼痛部位、性质、程度，关节的畸形、活动受限程度。预防痹证的进一步加重和肢体肌肉萎缩、脏腑痹等继发病证的发生。

3. 饮食应温热，避免寒凉刺激食品，不宜饮酒。风寒湿痹当食祛风除湿健脾之品；行痹者多食用健脾和胃理气之品，可将薏苡仁、赤小豆等食物熬粥或打糊食用；痛痹者多食用低脂肪类食物，如羊肉、花椒、乌头粥等；着痹者多食车前饮、赤小豆、薏苡仁等祛湿健脾之品；风湿热痹者宜食清热疏利清淡食物，并可多食用蔬菜、水果、绿豆汤、香蕉等；肝肾两虚者宜食用补益肝肾之品，如核桃、芝麻等。同时鼓励患者多饮水，忌食辛辣等刺激性食物。

4.疼痛严重时可按摩合谷、足三里、阳陵泉等穴，也可将食盐炒热外敷于疼痛部位。持续疼痛者，可服用止痛药物治疗。

第二节　颤证

颤证是以头部或肢体摇动、颤抖，不能自制为主要临床表现的一种病证。轻者表现为头摇动或手足微颤，重者可见头部振摇、肢体颤动不止，甚则肢节拘急、失去生活自理能力。本病又称"振掉""颤振""震颤"。西医学中的帕金森病、肝豆状核变性、小脑病变的姿势性震颤、原发性震颤、甲状腺功能亢进等，具有颤证临床特征的疾病，均可参照本节辨证调治。

一、病因病机

颤证的发生主要因年老体虚、情志过极、饮食不节、劳逸失当等，引起风阳内动，或痰热动风，或瘀血夹风，或虚风内动，或肾精气血亏虚，进而筋脉失养或风邪扰动筋脉而发为颤证。

1. 年老体虚

中年之后，脾胃渐损，肝肾亏虚，精气暗衰，筋脉失养，或禀赋不足，肾精虚损，脏气失调，或罹患沉疴，久病体弱，脏腑功能紊乱，气血阴阳不足，筋脉失养，虚风内动。

2. 情志过极

情志失调，郁怒忧思太过，脏腑气机失于调畅。郁怒伤肝，肝气郁结不畅，气滞而血瘀，筋脉失养；或肝郁化火生风，风阳暴张，窜经入络，扰动筋脉；或思虑太过，则损伤心脾，气血化源不足，筋脉失养；或因脾虚不运，津液失于输布，聚湿生痰，痰浊流窜，扰动筋脉，皆可发为颤证。

3. 饮食不节

恣食膏粱厚味或嗜酒成癖，损伤脾胃，聚湿生痰，痰浊阻滞经络而动风；或滋生内热，痰热互结，壅阻经脉而动风；或因饥饱无常，过食生冷，损伤脾胃，气血生化乏源，致使筋脉失养，而发为颤证。

4. 劳逸失当

行役劳苦，动作不休，使肌肉筋膜损伤疲极，虚风内动；或贪逸少动，使气缓脾滞而气血日减；或房事劳欲太过，肝肾亏虚，阴血暗损，筋脉失于调畅，阴虚风动，发为颤证。

颤证的主要病机概而论之，有风、火、痰、瘀四端，在一定条件下相互影响，相互转化。气血阴精亏虚，不能濡养筋脉，或痰浊、瘀血壅阻经脉，气血运行不畅，筋脉失养，或热甚动风，扰动筋脉，而致肢体拘急颤动而发颤证。本病的病变部位在筋脉，与肝、肾、脾等脏关系密切。

二、诊断

1. 头部及肢体颤抖、摇动、不能自制，甚者颤动不止、四肢强急。

2. 常伴动作笨拙、活动减少、多汗流涎、语言缓慢不清、烦躁不寐、神识呆滞等症状。

3. 多发生于中老年人，一般呈隐匿起病，逐渐加重，不能自行缓解。部分患者发病与情志有关，或继发于脑部病变。

4. 颅脑 CT、MRI、PET 或 SPECT 等影像学检查，有助于因脑部疾病引起颤证的诊断。眼底角膜色素环（K–F 环）检查，血铜、尿铜的测定和肝功能的检查，有助于因铜代谢异常性疾病引起颤证的诊断。检测 T_3、T_4 及甲状腺功能，有助于内分泌疾病的诊断。

三、临床表现

1. 风阳内动

肢体颤动粗大，程度较重，不能自制，头晕耳鸣，面赤烦躁，易激动，心情紧张时颤动加重，伴有肢体麻木，口苦而干，语言迟缓不清，流涎，尿赤，大便干，舌质红，苔黄，脉弦滑数。

2. 痰热风动

头摇不止，肢麻震颤，重则手不能持物，头晕目眩，胸脘痞闷，口苦口黏，甚则口吐痰涎；舌体胖大，有齿痕，舌质红，舌苔黄腻，脉弦滑数。

3. 气血亏虚

头摇肢颤，面色㿠白，表情淡漠，神疲乏力，动则气短，心悸健忘，眩晕，纳呆；舌体胖大，舌质淡红，舌苔薄白滑，脉沉濡无力或沉细弱。

4. 髓海不足

头摇肢颤，持物不稳，腰膝酸软，失眠心烦，头晕，耳鸣，善忘，老年患者常兼有神呆、痴傻，舌质红，舌苔薄白，或红绛无苔，脉细数。

5. 阳气虚衰

头摇肢颤，筋脉拘挛，畏寒肢冷，四肢麻木，心悸懒言，动则气短，自汗，小便清长或自遗，大便溏，舌质淡，舌苔薄白，脉沉迟无力。

四、辨证施术

1. 悬灸技术

患者取合理、舒适体位，施灸可采用温和灸、雀啄灸、回旋灸手法，以督脉、足阳明胃经为主。风阳内动证，取大椎、风府、太溪；髓海不足证，取肾俞、三阴交、太溪；气血亏虚证，取气海、足三里；阳气虚衰证，取关元、肾俞；痰热动风证，取中脘、丰隆、内庭。

2. 经穴推拿技术

患者取合理、舒适的体位，引导患者全身心放松，呼吸自然，均匀平静。根据辨证取穴按摩，每穴 1～2 分钟。风阳内动证，取大椎、风府、太溪；髓海不足证，取肾俞、三阴交、太溪；气血亏虚证，取气海、足三里；阳气虚衰证，取关元、肾俞；痰热动风证，取中脘、丰隆、内庭。便秘者，取长强、大肠俞、小肠俞、肝俞、脾俞等穴。

3. 耳穴压豆技术

患者取合理、舒适体位，探查耳穴敏感点，清洁耳郭处皮肤，确定贴压部位。风阳内动证，取肝、心、直肠等；痰热风动证，取额、枕、脾、胃等；气血亏虚证，取脾、胃、心、肝等；髓海不足证，取肾、额、枕、心等；阳气虚衰证，取心、胸、枕等。并给予适当按压，使患者有热、麻、胀、痛的感觉。

五、临证备要

1. 生活起居规律，劳逸结合，增强人体正气，避免和消除导致颤证的各种致病因素。

2. 饮食宜清淡而富有营养，忌暴饮暴食或嗜食肥甘厚味，戒除烟酒等不良嗜好。风阳内动证，饮食宜选平肝潜阳的食物，如苦瓜、绿豆、芹菜、山楂等，可食菊花脑粥或菊花泡茶饮。气血亏虚证，宜食益气养血、濡养筋脉之品，如鳜鱼、泥鳅、鸡肉、桂圆、红枣、阿胶等，可食红枣粥。髓海不足证，宜食滋阴补髓之品如木耳、黑枣、芝麻、黑豆、火腿、猪脊、海参、龟肉、甲鱼、鲍鱼等。阳气虚衰证，宜食补肾助阳、温煦筋脉之品，如韭菜、大葱、生姜、核桃仁、公鸡、牛肉、狗肉、虾、泥鳅、海参、羊肉等。痰热风动证，宜食清热化痰、平肝息风之品，如西瓜、苦瓜、冬瓜、绿豆、水梨、白萝卜、百合、荸荠等。

3.应尽量使环境保持安静舒适，居处通风良好，避免受风、受热、受潮，情绪稳定，心情舒畅，避免忧思郁怒等不良精神刺激。若发现患者暴躁、愤怒时，要进行劝慰。此外，避免中毒、中风、颅脑损伤对预防颤证的发生有重要意义。

4.颤证患者平时应注意加强肢体功能锻炼，适当参加力所能及的体育活动，如太极拳、八段锦、内养功等。对颤证较重者，应帮助做适量被动运动，按摩肢体，以促进气血运行。

第三节　腰痛

腰痛是以腰脊或腰脊旁部位疼痛为主要表现的病证。其发病有急性和慢性之分。急性腰痛，病程较短，腰部多拘急疼痛、刺痛，脊柱两旁常有明显的按压痛；慢性腰痛，病程较长，时作时止，腰部多隐痛或酸痛。西医学中的腰肌纤维炎、强直性脊柱炎、腰椎骨质增生、腰椎间盘病变、腰肌劳损等腰部病变均可参照本节辨证调治。

一、病因病机

腰痛的发生多与感受外邪、跌仆闪挫、劳欲体虚等因素有关。

1. 感受外邪

风、寒、湿、热是外感腰痛的重要致病因素，其中以湿邪致病者为多。多由居处潮湿，或劳作汗出当风，衣着单薄，或冒雨着凉，湿衣裹身，或暑夏贪凉，腰府失护，风寒湿热之邪乘虚侵入，留着腰部，寒邪凝滞收引，湿邪黏聚不化，致腰部经脉阻滞，气血运行不畅，发生腰痛。

2. 跌仆闪挫

暴力扭转，坠落跌打，或体位不正，腰部用力不当，摒气闪挫，跌仆外伤，劳损腰府筋脉气血，气血运行不畅，腰府气机壅滞，瘀血留着，而致腰痛。

3. 劳欲体虚

先天禀赋不足，加之劳累过度，或久病体虚，或年老体衰，或房事不节，或气郁化火，耗伤真阴，以致肾精亏损，无以濡养腰府筋脉而致腰痛。

腰痛的病位在肾，与膀胱经、督脉、带脉和足少阴等经脉密切相关。病机概而论之为邪阻经脉，腰府失养。外感腰痛发病较急，其主要发病机制是外邪痹阻经脉，气血运行不畅；内伤腰痛发病缓慢，其主要发病机制是肾精气亏虚，腰府失其滋润濡养。

二、诊断

1. 自觉一侧或两侧腰痛为主要表现，或痛势绵绵，时作时止，遇劳则剧，得逸则缓，按之则减，或痛处固定，胀痛不适，或如锥刺，按之痛甚。急性腰痛病程较短，轻微活动后常常加重；慢性腰痛病程较长，缠绵难愈，腰部多隐痛或酸痛。

2. 脊柱两旁常有明显的按压痛。

3. 常有居处潮湿阴冷、跌仆闪挫、久病劳损等相关病史，常因体位不当、劳累过度、天气变化等因素而加重。

4. 血常规、抗链球菌溶血素"O"、红细胞沉降率、类风湿因子、X 线摄片、CT 等检查有助于腰痛的诊断。

三、临床表现

1. 寒湿腰痛

腰部冷痛重着，转侧不利，静卧病痛不减，每遇阴雨天或腰部感寒后加剧，痛处喜暖，得热为舒，体倦乏力，或肢末欠温，食少腹胀，舌质淡，苔白腻，脉沉而迟缓。

2. 湿热腰痛

腰部疼痛，重着而热，每于夏季或腰部着热后痛剧，遇冷痛减，活动后或可稍轻，口渴不欲饮，口苦烦热，身体困重，尿色黄赤，或午后身热，微汗出，舌红，苔黄腻，脉濡数或弦数。

3. 瘀血腰痛

腰痛如刺，痛处固定，痛处拒按，日轻夜重，轻者俯仰不便，重则不能转侧，面晦唇暗，或伴血尿，舌质青紫，或暗紫，或有瘀斑，脉涩。

4. 肾虚腰痛

（1）肾阴虚：腰部隐隐作痛，酸软无力，喜按喜揉，缠绵不愈，心烦少寐，口咽干燥，面色潮红，手足心热，舌红少苔，脉弦细数。

（2）肾阳虚：腰痛隐隐，腰膝酸软无力，喜按喜揉，遇劳则甚，卧则减轻，常反复发作，伴畏寒肢冷，少气乏力，面色㿠白，少腹拘急，舌质淡胖，脉沉细无力。

四、辨证施术

1. 穴位按摩

患者取合理、舒适体位，根据不同的部位以及证型采用不同的按摩手法，力度适中，主穴取大椎、肾俞、承山、殷门、委中等穴，寒湿、湿热者配足三里、三阴交等穴，瘀血者配血海、人中等穴，肾虚者加命门、志室、太溪等穴。每日 1 次，每次 10～15 分钟，10 次为一个疗程。

2. 悬灸技术

患者取合理、舒适体位，施灸可采用温和灸、雀啄灸、回旋灸手法，取阿是穴、肾俞、命门、委中等穴，寒湿、湿热者配足三里、三阴交等穴，瘀血者配志室、血海等穴，肾虚者加命门、太溪等穴。每穴 10～15 分钟，每日 1 次，7 次为一疗程。

3. 拔罐技术

患者取合理、舒适体位，根据辨证灵活运用闪罐、揉罐、走罐、抖罐、着罐等不同手法进行拔罐。拔罐部位在背部督脉及足太阳膀胱经循行线。取大椎、肾俞、关元俞、承山、殷门、委中等穴，寒湿、湿热者配足三里、环跳、昆仑等穴，瘀血者配志室、腰眼、阿是穴等穴，肾虚者加志室、命门、太溪等穴。

五、临证备要

1. 病室环境安静，保证患者充足的休息时间。腰部不可过度负重，改变体位时注意保护腰部。寒湿腰痛患者病室宜向阳温暖、干燥且避风，鼓励患者多晒太阳；湿热腰痛患者病室宜清爽、通风，避免高温、潮湿，忌腰部热敷；瘀血腰痛患者病室宜清净、舒适，避免腰部负重，防闪挫等，忌久坐或久卧；肾阴虚腰痛患者病室宜清洁、安静，避免对流风，以防感冒；肾阳虚腰痛患者病室宜阳光充足，温暖避风。房事有节。注意劳逸结合，适当锻炼，可选择散步、打太极拳等健身运动。

2. 对急性发作期的患者，观察和评估疼痛发作的部位、时间、特点、性质与强度、有无牵涉痛及诱发因素，疼痛剧烈者及时用药缓解疼痛。观察疼痛时有无伴随症状，准确记录患者病情，发现异常立即处理。

3. 饮食宜清淡、易消化，忌油腻、辛辣及厚味之品。急性发作期饮食宜清淡，多食含纤维素丰富的蔬菜和水果，防止便秘；慢性缓解期饮食宜进食滋补肝肾的食物，如羊肉、大枣等，禁烟酒，忌浓茶、咖啡等刺激食物。寒湿腰痛患者，宜食用温性食品，如排骨、鸡肉、蛋类等，亦可配利湿之品，如扁豆、薏仁、鳝鱼等；湿热腰痛患者，宜食用清热祛湿之品，如白菜、芹菜、马齿苋、丝瓜、茄子等，可食用冬瓜薏仁汤；瘀血腰痛患者，宜食用活血食物，如红糖、山楂、韭菜、黑木耳等，可食用三七丹参粥、桃仁粥；肾虚患者，宜食用补肾之品，如核桃肉、山药、莲子、黑豆、芝麻等，肾阴虚患者多食滋阴之物，如虫草、甲鱼等，可食用甲鱼汤、猪骨虫草汤，肾阳虚患者多食温阳补肾之品，如羊肉、大枣、花生等，可食用羊肉炖山药。

第四节　颈痹

颈痹是指因长期低头工作或年老正虚、感受风寒湿邪所致的以颈部经常疼痛麻木，连及头、肩、上肢，并可伴有眩晕等为主要表现的病证。西医学中的颈椎病可参照本节辨证调治。

一、病因病机

本病多由正虚劳损、感受外邪引起。有虚实之分。初期、中期多为实证，主要由风寒湿痹阻、气滞血瘀、痰湿阻络所致；后期多为虚证，常由肝肾不足、气血亏虚所致。其病位在颈部的筋骨，与脾、肝、肾等脏关系密切。

1. 风寒湿痹阻

因常居潮湿处，或涉水冒雨，或气候剧变，冷热交错，以致风寒湿邪乘虚侵袭人体，留注颈项部关节，经络痹阻，气血不通，不通则痛。

2. 气滞血瘀

长期伏案，劳损过度，伤及筋脉，项部气血瘀滞，或七情郁结，气机运行失和，气血运行不畅，气滞血瘀，或跌打外伤，致颈项部气血凝聚，不通则痛。

3.痰湿阻络

暴饮暴食，恣食生冷，过食肥甘，或饮酒过度，脾失运化，痰浊内生，阻滞颈项部经络，不通则痛。

4.肝肾不足

年老体虚，或久病失养，肝肾亏损，无以濡养颈项部筋骨，不荣则痛。

5.气血亏虚

久病气血伤耗，或脾虚气血化生不足，气血不足，筋脉失养，故不荣则痛。

二、诊断

1.颈部疼痛、麻木、酸胀，连及头、肩部、上臂疼痛，有相应的压痛点，伴感觉异常。颈部僵直，转动不灵，活动受限，上肢乏力，甚至肌肉萎缩，部分患者可有眩晕、耳鸣、头痛、视物模糊等症。

2.常有颈椎长期劳损或外伤等病史。多见于长期伏案工作之人。

3.发病缓慢，呈波浪式发展。

三、临床表现

1.风寒痹阻

颈项疼痛，或伴肩、上肢窜痛麻木，头有沉重感，颈部僵硬，活动不利，恶寒畏风，舌淡红，苔薄白，脉弦紧。

2. 气滞血瘀

颈、肩、上肢刺痛，痛处固定，伴有肢体麻木，舌质黯，脉弦。

3. 痰湿阻络

颈部疼痛，头晕目眩，头重如裹，四肢麻木不仁，纳呆，舌暗红，苔厚腻，脉弦滑。

4. 肝肾不足

颈部疼痛，眩晕头痛，耳鸣耳聋，失眠多梦，肢体麻木，舌质红，苔薄白，少津，脉细数。

5. 气血亏虚

颈部疼痛反复发作，头晕目眩，面色苍白，心悸失眠，四肢麻木，倦怠无力，舌淡，苔少，脉细弱。

四、辨证施术

1. 揿针技术

患者取合理、舒适体位，清洁皮肤，选取规格适宜的揿针进行埋针治疗。主穴：夹脊、大柱、风池、肩井、阿是穴。配穴：外邪内侵者加风府、合谷、列缺；气滞血瘀者加内关、膈俞；肝肾不足者加肝俞、肾俞。

2. 耳穴压豆技术

患者取合理、舒适体位，探查耳穴敏感点，清洁耳郭处皮肤，确定贴压部位。主穴选取颈、颈椎、皮质下等穴，用王不留行籽行耳穴贴压。风寒痹阻证加肺；气滞血瘀证加神门、耳尖；肝肾亏虚证加肝、肾。

3. 刮痧技术

患者取合适体位，按刮痧要求在头部、颈肩部、背部及上肢进行刮拭。风寒痹阻证重点刮拭尺泽、孔最；气滞血瘀证重点刮拭膈俞、血海；肝肾不足证重点刮拭肝俞、肾俞。刮痧用力均匀，以出现红紫色痧点为度。

五、临证备要

1. 生活起居规律，注意保暖，避免风寒阻络致经脉不通，引发疼痛。饮食宜清淡，富有营养，多食壮筋骨、补肝肾之食品。保持大便通畅。

2. 劳逸结合，注意保持颈部的正确姿势，要避免长时间低头劳作；避免长时间半躺在床头，曲颈斜枕看电视、看书；睡眠时应保持头颈部在一条直线上，避免扭曲；注意枕头的高低及位置，平卧时枕头不宜过高，侧卧时，枕头可与肩同等高度，避免颈部悬空。

3. 急性期卧床制动，头部前屈，枕头后部垫高，避免患侧卧位，保持上肢上举或抱头等体位，必要时在肩背部垫软垫；缓解期可适当下床活动，避免快速转头、摇头等动作；卧位时保持头部中立位，枕头高低适中。

4. 避免外伤，开车、乘车注意系好安全带或扶好扶手，防止急刹车颈部受伤等。锻炼时要避免头部猛烈扭转。

5. 坚持颈部功能锻炼，各种锻炼动作要缓慢，不可使用蛮力或强行活动。

6. 保持情绪乐观，避免忧虑、紧张，学会自我心理调节。

第九章　妇科病证

第一节　月经失调

月经失调是以月经的周期、经期、经量、经色、经质出现异常，或伴随月经周期，或于经来前后出现明显症状为主要临床表现的病证。常见的月经失调有月经先期、月经后期、月经先后无定期、月经过多、月经过少、经期延长等。

一、病因病机

1. 月经先期

月经先期病因包括气虚和血热两种，其发生的病机主要是冲任不固。气虚分脾虚弱和肾气不固，血热分实热和虚热。此外，还有瘀血阻络，血不归经，导致冲任不固而月经先期者。月经先期一般多伴有月经过多或经期延长。月经先期既有单一病机者，又有多脏同病或气血同病之病机者。

（1）脾气虚：素体虚弱，或饮食不节，或思虑劳倦过度，损伤脾气，脾不统血，冲任不固，不能制约经血，导致月经先期而至。

（2）肾气虚：先天禀赋素弱，或绝经前肾气渐衰，或房劳多产，或久病伤肾，肾气虚弱，冲任失约，经血下溢，而致月经先期。

（3）阳盛血热：素体阳盛，或过食辛燥助阳之品，或外感火热之邪，热扰冲任、胞宫，经血妄行，以致月经先期。

（4）阴虚血热：素体阴虚，或失血伤阴，或久病阴亏，或房劳多产伤肾精，导致阴液亏损，虚热内生，热伏冲任，血海不宁，则月经先期而至。

（5）肝郁血热：情志不舒，肝气郁结，气郁化火，热扰冲任，迫血下行，而致月经先期。

（6）瘀血停滞：经期产后，余血未尽，或外感六淫，或内伤七情，邪与余血相结，瘀滞冲任，新血不归经而妄行，则月经先期而至。

2. 月经后期

月经后期一般伴有月经过少。月经后期的发病机理有虚实之别。虚者多因肾虚、血虚、虚寒导致精血不足，冲任不充，血海不能按时满溢而致经迟；实者多因血寒、气滞、痰阻等导致血行不畅，冲任受阻，血海不能如期满盈而后期来潮。

（1）血虚：体质素弱，营血不足，或久病失血，或多产耗伤阴血，或脾气虚弱，化源不足，致营血亏虚，冲任不充，经血不足以下，导致月经后期而至。

（2）肾虚：素体阴虚，或久病伤阴，或房事不节，肾阴亏虚，冲任不充，导致月经后期；素体阳虚，或久病伤阳，或房事太过，耗伤肾阳，肾阳虚，脏腑失于温煦，生化失司，导致冲任不充，经血不能按时而下，致后期来潮。

（3）血寒：经期产后，调摄失宜，或坐卧当风，外感风寒，或过食生冷食物，或误用寒凉药物，寒凝血瘀，冲任阻滞，血海不能如期满溢，导致月经后期。

（4）气滞：素多忧郁，肝气郁结，气滞血瘀，血行不畅，冲任阻滞，血海不能按期满溢，而致月经后期。

（5）痰阻：脾气素虚，运化失司，聚湿生痰，或素体肥胖，多痰多湿，或嗜食肥甘厚腻，内生痰湿，阻滞冲任，血海不能按期满溢，而致月经后期。

3. 月经先后无定期

月经先后无定期的发病机理主要是肝、脾、肾功能失常，气血失调，冲任功能紊乱，血海蓄满无常。其病因多为肾虚、肝郁、脾虚等，而以肝郁、肾虚多见，且易发展为肝肾同病。

（1）肾虚：素体虚弱，肾气不足，或多产房劳伤肾气，或初潮肾气未充，或久病伤肾，或绝经期肾气渐衰，肾气亏损，藏泄失司，冲任失调，血海蓄溢失常。若应藏不藏则月经先期而至，若当泄不泄则月经后期而来，藏泄紊乱则为月经先后无定期。

（2）肝郁：情志抑郁，或郁怒伤肝，导致肝疏泄失司，冲任失调，血海蓄溢失常。如疏泄过度，则月经先期而至，疏泄不及，则月经后期而来，遂致月经先后无定期。

（3）脾虚：劳倦过度，或饮食不节，或思虑太过，脾气受损，气血生化不足，则致月经后期。若统摄失职，血溢妄行，血海不及期而满，则可致月经先期。时而生化不足，时而统摄失司，则月经先后无定期。

4. 月经过多

主要病机是由于冲任不固，经血失于制约。常见的病因有气虚、血热、血瘀。

（1）气虚：素体虚弱，或饮食劳倦，或大病久病，损伤脾气，中气不足，冲任不固，血失统摄，遂致经行量多。

（2）血热：素体阳盛，或嗜食辛燥，或感受热邪，或七情过极，郁而化热，热扰冲任，迫血妄行，遂致经行量多。

（3）血瘀：素性抑郁，肝气郁结，或经期产后，感受外邪，或不禁房事，瘀血内停，瘀阻冲任，血不归经，遂致经行量多。

5. 月经过少

本病发病有虚实之分，虚者多因精亏血少，冲任血海亏虚，经血乏源；实者多由瘀血内停，或痰湿内生，痰瘀阻滞冲任血海，血行不畅发为月经过少。临床以肾虚、血虚、血瘀、痰湿为多见。

（1）肾虚：禀赋素弱，或少年肾气未充，或房劳伤肾，以致肾气不足，精血不充，冲任血海亏虚，经血化源不足，以致经行量少。

（2）血虚：素体血虚，或久病伤血，营血亏虚，或饮食、劳倦、思虑伤脾，脾虚化源不足，冲任血海不充，遂致月经量少。

（3）血瘀：感受寒邪，寒客胞宫，血为寒凝，或素多忧郁，气郁血滞，均使冲任受阻，血行不畅，经血受阻，致经行量少。

（4）痰湿：素多痰湿，或脾失健运，湿聚成痰，冲任受阻，血不畅行，而经行量少。

二、诊断

1. 临床特点

（1）月经先期：以月经周期提前7天以上、15天以下，连续发生两个月经周期以上，经期基本正常为特征。月经先期一般经期、经量基本正常，亦伴有月经过多，或经期延长，或三者并见。

（2）月经后期：以月经周期延后超过7天以上，连续出现2个月经周期以上为特征。亦可伴有经量、经色、经质的异常。月经后期可伴有月经过少（抑或过多），或伴有胸胁、小腹胀满或疼痛。

（3）月经先后不定期：月经不按周期而至，提前或延后7天以上、15天以下，并连续出现3个周期以上。提前时，月经周期不少于16天，常在16～21天；延后时，月经周期不多于50天，多在36～50天。提前、延后交替出现，经期、经量基本正常。

（4）月经过多：月经量明显增多，但在一定时间内能自然停止，月经周期、经期可正常，也可伴见月经提前及延后，但周期有一定规律，或行经时间延长。

（5）月经过少：经量明显减少，甚或点滴即净，月经周期可正常，也可伴周期异常，如与月经后期并见。

2. 相关检查

基础体温、血清性激素、子宫 B 超等检查有助于判断月经失调的原因。

三、临床表现

1. 脾气虚

月经周期提前，经量或多或少，色淡红，质清稀，面色萎黄，神疲乏力，四肢倦怠，气短懒言，小腹空坠，纳呆，便溏，脘腹胀闷，舌淡红，苔薄白，脉细弱。

2. 肾气虚

月经提前或延后，或先后无定，经量或多或少，色黯淡，质清稀，或带下清稀，精神不振，面色晦暗，腰骶酸软，头晕耳鸣，小便频数清长或夜尿频，舌质淡，苔白，脉沉细弱。

3. 阳盛血热

月经提前，经量多或正常，色鲜红或紫红，质黏稠，面色红，唇赤，或口渴，或心烦，小便短黄，大便燥结，舌质红，苔黄，脉数或滑数。

4. 阴虚血热

月经提前，经量少、多或正常，色深红，质稠，伴有颧红，潮热，盗汗，五心烦热，口燥咽干，舌质红，苔少，脉细数。

5. 肝郁血热

月经提前，经量或多或少，色深红或紫红，质稠，经行不畅，或有血块，或烦躁易怒，或胸胁胀闷，乳房、小腹胀痛，或口苦咽干，舌质红，苔薄黄，脉弦数。

6. 血虚证

月经延后，经量少，色淡红，质清稀，或伴有小腹绵绵作痛，面色苍白或萎黄，头晕眼花，心悸失眠，唇色淡白，脉细弱。

7. 阴虚证

月经周期延后，经量少，色质正常，或经色深红、紫红，质地黏稠，或有块，可伴潮热，颧红，盗汗，口燥咽干，头晕耳鸣，五心烦热，失眠，舌红少苔，脉细数。

8. 血寒证

（1）虚寒：月经周期延后，经量少或正常，色淡，质清稀，可伴有面色白，畏寒肢冷，小腹隐痛，喜温喜按，腰膝酸软无力，小便清长，大便溏薄，舌淡胖嫩，苔白，脉沉迟或细弱。

（2）实寒：月经周期延后，经量少或正常，色黯有块，可伴有面色青白，畏寒肢冷，小腹冷痛拒按，得热痛减，舌质淡黯，脉沉迟。

9. 气滞证

月经周期延后或先后不定，经量或多或少，色质正常或紫红质稠，或有血块，可伴精神抑郁，善太息，经前胸胁、乳房、小腹胀痛，经来痛减，舌质正常或红，苔薄白或薄黄，脉弦或弦数。

四、辨证施术

1. 悬灸技术

患者取合理、舒适体位，施灸可采用温和灸、雀啄灸、回旋灸手法，以任脉及足太阴肾经穴为主，取关元、气海为主穴。气虚证加脾俞、足三里等穴；实寒证加神阙、子宫等穴；虚寒证加命门、腰阳关等穴；肾气虚证加肾俞、太溪等穴。

2. 耳穴压豆技术

患者取合理、舒适体位，探查耳穴敏感点，清洁耳郭处皮肤，确定贴压部位。以子宫、卵巢、脑垂体、肾、肝、丘脑等穴为主穴。配穴：月经过多、经期提前者加脾、肾上腺、膈；月经过少、经期错后者加交感、心血管皮质下、促性腺激素点；经期先后不定者加神经系统皮质下、身心穴、促性腺激素点。

3. 中药热熨敷技术

患者取合理、舒适体位，针对不同的证型选用不同的药方进行药熨敷。肾气虚者，用续断、杜仲、牛膝、熟地黄、当归、菟丝子各20g，上药放砂锅中炒热，装入厚布袋中，药熨肾俞、命门、神阙、气海、关元等穴。在腹部适时来回或回旋移动，以患者耐受为宜，用力均匀，开始时用力要轻，速度可稍微快点，随着药袋温度降低，力量可加大，同时速度可减慢。药袋温度过低时，要及时更换药袋或加热。每次15～30分钟，每日1～2次。

4. 揿针技术

患者取合理、舒适体位，清洁皮肤，选取规格合适的揿针，针对不同证型选用不同穴位进行埋针治疗。

（1）经期提前：以关元、气海、血海、三阴交穴为主穴，以清热和血、益气调经。阳盛血热证者加曲池或行间穴；阴虚血热证者加太溪穴；脾气虚证者加脾俞、足三里穴，可配合悬灸。月经过多加隐白穴；腰骶疼痛加肾俞、次髎穴。

（2）经期错后：以气海、归来、血海、三阴交穴为主穴，以温经散寒、和血调经。实寒证者加神阙、子宫穴；虚寒证者加命门、腰阳关穴，可配合悬灸。

（3）经期先后不定：以关元、肝俞、三阴交、交信穴为主穴，以疏肝益肾、调理冲任。肝郁血热证者加期门、太冲穴；肾虚证者加肾俞、太溪穴，可配合悬灸；胸胁胀痛者加膻中、内关穴。

五、临证备要

1.居室湿温度适宜。经前、经期注意调适寒温，不宜受凉、涉水等；劳逸结合，保持适度的活动和充足睡眠，避免外邪侵袭，经量多或腹痛重时，应卧床休息；经期不宜劳累，严禁行房事、游泳、盆浴、阴道用药及阴道检查。虚证者加强锻炼，以增强体质。肾虚者，注意节制房事，以防耗损肾精肾气；血虚者坐卧起立时，动作宜缓慢，以防眩晕跌仆。

2.观察患者月经的量、期、色的情况，以及神志、血压变化。经血量多者，应观察面色和甲床有无苍白，有无活动后心悸等，及时发现和纠正贫血；一旦出现面色苍白、汗出、肢冷、血压下降等血脱症状，应及时抢救。若月经淋沥不净或阴道不规则出血者，应排除妊娠及其他妇科疾病。非规律性月经周期延迟应排除早孕出现。月经异常并有腹痛者应及早就诊。

3.饮食宜清淡、易消化、富含营养，多食奶、蛋、鱼、瘦肉等，忌生冷、油腻、煎炸、辛辣食物。气虚者宜常食黄芪、山药、薏苡仁等，以益气摄血；血热者宜予以清热、滋阴、止血、补血食品，如新鲜蔬菜、黑木耳、莲子、莲藕等；血寒者宜食温经活血行滞之品，如艾叶生姜煮鸡蛋；肝气郁滞者宜食疏肝理气食物，如陈皮、柑橘等，忌食油腻、酸涩、产气多的食物。

4.应尽量避免情绪激动、暴怒等，平时要调节情绪，保持心情舒畅。避免七情过极，五志化火，热扰冲任而经行先期。鼓励患者参加娱乐活动，减少不良情绪刺激。

5.遵医嘱服药，观察用药后月经来潮的时间、色、质、量。急性、病重者可多次给药。滋补药宜饭前服，调经药宜在行经前数日开始服用。寒证汤剂宜热服，补益药宜热服，热证汤剂宜凉服，同时服药期间忌食炙煿动火之物，以免迫血妄行。虚证者以温经养血为主，服药期间切勿另服过多的滋补之品，以防伤及阳气；气虚者行经1～3天内不宜大量用固涩止血之品，以免止血留瘀。

第二节　痛经

妇女经期或经行前后，出现周期性小腹疼痛，或痛引腰骶，甚至剧痛晕厥者，称为痛经，亦称经行腹痛。若经前或经行初期仅感小腹或腰部轻微胀痛不适，为经期常见的现象，不作病论。西医学中的原发性痛经及子宫内膜异位症、子宫腺肌病、宫颈狭窄、盆腔炎等引起的继发性痛经，均可参照本节辨证调治。

一、病因病机

本病的发生与冲任、胞宫的周期性生理变化密切相关。主要病机为邪气内伏或精血素亏，更值经期前后冲任二脉气血的生理变化急骤，导致冲任气血运行不畅，经血流通受阻，以致"不通则痛"，或冲任、胞宫失于濡养而"不荣则痛"，故使痛经发作。病位在冲任、子宫，变化在气血，表现为痛证。临床有虚实之别，虚证多为气血虚弱、肾气亏损所致，实证为气滞血瘀、寒湿凝滞或湿热瘀阻所致。

1. 肾气亏损

多因素体虚弱，或多产房劳伤肾，以致精亏血少，冲任不盛，经行之后，血海空虚，冲任、子宫失养，"不荣而痛"，而致痛经。

2. 气血虚弱

素体虚弱，气血不足，或大病久病，耗伤气血，或脾胃虚弱，化源不足，气虚血少。行经以后，冲任气血更虚，胞脉失于濡养，兼之冲任气弱，无力流通血气，则血行迟滞，因而发为痛经。

3. 气滞血瘀

素性抑郁，或愤怒伤肝，肝郁气滞，气滞血瘀，或经期产后，余血内留，蓄而成瘀，瘀滞子宫、冲任，血行不畅。经前及经时气血下注冲任，胞脉气血更加壅滞，"不通则痛"，发为痛经。

4. 寒凝血瘀

经期产后，感受寒邪，或过食寒凉生冷，寒客冲任，与血搏结，以致气血凝滞不畅。经前及经时气血下注冲任，子宫气血更加壅滞，"不通则痛"，故发痛经。

5. 湿热瘀阻

素体湿热内蕴，或经期、产后摄生不慎感受湿热之邪，湿热与血搏结，稽留于冲任、胞宫，以致气血失畅。经行之际，气血下注冲任，子宫、冲任气血更加壅滞，"不通则痛"，故发痛经。

二、诊断

1. 伴随月经周期规律性发作的小腹疼痛。一般腹痛多见于经期前 1～2 天或行经第 1～2 天，亦有经行腹痛延续至经净或于经净后 1～2 天开始发病的。

2. 疼痛多在下腹部，可呈阵发性、痉挛性，或胀痛伴下坠感，亦可波及全腹或腰骶部，或有外阴、肛门坠痛。疼痛严重时可出现恶心、呕吐、面色苍白、出冷汗、手足发凉，甚至昏厥。

3. 子宫 B 超、子宫输卵管造影等有助于痛经的诊断。

三、临床表现

1. 肾气亏虚

经期或经后 1～2 天内小腹隐隐作痛，喜按，月经量少，经色黯淡，质稀，面色晦暗，头晕耳鸣，腰酸腿软，舌淡红，苔薄，脉沉细。

2. 气血虚弱

经期或经后小腹隐痛，或小腹及阴部空坠，喜按，月经量少，色淡质稀，面色不华，神疲乏力，头晕心悸，舌淡，苔薄，脉细弱。

3. 气滞血瘀

经前或经期小腹胀痛，拒按，胸胁、乳房胀痛，经量少，经行不畅，经色紫黯有块，血块排出后痛减，经净后痛消失，舌紫黯或有瘀点，苔薄白，脉弦。

4. 寒凝血瘀

经前或经期小腹冷痛，拒按，得热则痛减，经血量少，色黯有块，畏寒肢冷，面色青白，舌黯，苔白，脉沉紧。

5. 湿热瘀阻

经前或经期小腹痛，有灼热感，拒按，痛连腰骶，或平时小腹痛，至经前疼痛加剧，经量多或经期长，经色紫红，质稠或有血块，平素带下量多，黄稠臭秽，或伴低热，小便黄赤，舌红，苔黄腻，脉弦数或濡数。

四、辨证施术

1. 悬灸技术

患者取合理、舒适体位，施灸可采用温和灸、雀啄灸、回旋灸手法，痛经发作时，可取合谷、三阴交、太冲等穴，采用虚补实泻方法。虚证和寒证者可取关元、足三里、气海、中极等穴。

2. 隔物灸技术

患者取合适体位，根据症状在穴位上放上生姜、盐等物进行艾灸。下焦虚寒严重者可取关元、足三里、气海、中极等穴。

3. 耳穴压豆技术

患者取合理、舒适体位，探查耳穴敏感点，清洁耳郭处皮肤，确定贴压部位。肾气亏损者，可选子宫、肝、脾、肾等穴。

五、临证备要

1. 居室宜安静，冷暖适宜。劳逸结合。经期注意卫生，忌冒雨涉水，严禁房事。腹痛剧烈者，注意休息。寒凝血瘀者，经期注意避寒保暖，可用热水袋敷于腹部，以免因寒而血滞；湿热瘀阻者避免坐卧湿地；虚证患者应劳逸结合，避免过劳，以免耗伤正气。

2. 注意观察患者腹痛的性质、程度、持续时间、伴随的症状，以及月经量、色、质的变化。如患者出现疼痛剧烈难忍，坐卧不宁，面色苍白，冷汗淋漓，四肢厥冷，血压下降者，应立即采取平卧位，并注意保暖，及时采取措施。

3. 宜食有营养、易消化的食物，忌食辛辣刺激、生冷、油腻食物及酸性食品，如青梅、杨梅、酸枣等。肾气亏虚者，宜食补益肾气之品，如山药、枸杞子、杜仲等；气血虚弱者，可选择补益气血的食物，如桂圆、大枣、枸杞子、山药、花生、黄精等；气滞血瘀者，宜食理气活血食物，如胡萝卜、枳实、橘皮、佛手、玫瑰花等；寒凝血瘀者，宜食温经散寒食物，如羊肉、狗肉等；湿热瘀阻者，宜食清热利湿之品，如薏苡仁、苦瓜、冬瓜等。

4. 对紧张、恐惧者，应予疏导、劝慰，或采用注意力转移法进行情志调适，消除紧张、恐惧心理。郁郁寡欢者，可采用以情胜情法进行调摄。鼓励患者平时多参加娱乐活动，以改善心境，避免因情志加重症状。

5.注意观察用药后症状缓解情况，切忌盲目止痛，坚持周期性治疗。气滞血瘀者经前可服用益母草膏，以活血化瘀，助经血排出；寒凝血瘀者，中药汤剂应温热服，也可服生姜红糖水，或艾叶煎汤或饮黄酒适量，以温经散寒，行血止痛；湿热蕴结者，中药汤剂宜偏温凉服。

第三节　带下病

带下病是因湿热、湿毒，或肝虚、肾虚等所致，以带下明显增多或减少，色、质、气味发生异常，或伴有局部、全身症状为主要临床表现的病证。正常带下是肾气充盛，脾气健运，由任脉、带脉所约束而润泽于阴户的一种无色、质黏、无臭的阴液，其量不多。带下量明显增多称为带下过多；带下明显减少称为带下过少。西医学中的阴道炎、宫颈炎、盆腔炎及妇科肿瘤等均可见带下量多，可参照本节辨证调治。

一、病因病机

本病的病因病机主要是湿邪影响任带二脉，以致带脉失约，任脉不固，而形成带下病。湿邪有内湿和外湿之分。外湿多因感受湿邪，直犯任带二脉、胞宫、阴器。内湿多为脾肾受病，脾虚不运，肾虚不固所致。本病病位主要在前阴、胞宫。任脉损伤，带脉失约是带下病的主要病机。

1. 脾虚

素体脾虚，或饮食不节，劳倦过度，或忧思气结，损伤脾气，或肾虚不能温脾，脾主运化，虚则运化失职，湿浊停聚，流注下焦，伤及任带，任脉不固，带脉失约，而致带下病。

2. 肾阳虚

素有肾虚，或恣情纵欲，或久病伤肾，肾阳虚，气化失常，水湿内停，下注冲任，损及任带，而致带下病。若肾阳虚损，精关不固，精液滑脱，也可致带下病。

3. 阴虚夹湿

素体阴虚，或久病失养，暗耗阴精，相火偏旺，阴虚失守，下焦感受湿热之邪，损及任带，约固无力，而致带下病。

4. 湿热下注

脾虚湿盛，郁久化热，或久居阴湿之地，感受湿邪，久而化热，或情志不畅，肝郁化火，肝热脾湿，湿热互结，流注下焦，损及任带，约固无力，而致带下病。

5. 湿毒蕴结

摄生不洁，或房事不禁，或手术损伤，或经期、产后胞脉空虚，忽视卫生，湿毒乘虚直犯阴器、胞宫，或热甚化火成毒，或湿热遏久成毒，湿毒损伤任带，而为带下病。

二、诊断

1.带下量明显增多，因病因不同，带下的色、质、气味异常亦有所差异。临床常见带下色白或如米泔，或色黄绿如脓，或赤白相兼，或五色杂陈。带下质地或清稀，或黏稠，气味或无臭，或臭秽，或恶臭。

2.常伴有局部或全身症状，如发热，外阴、阴道灼热、瘙痒、坠胀或疼痛，小腹、腰骶疼痛，尿急，尿频，尿痛等。

3.常有素体虚弱，或经期、产后余血未净，摄生不洁，或房事不节，或妇科术后感染邪毒等病史。

4.妇科检查、阴道宫颈分泌物涂片检查、宫颈细胞学检查、阴道镜检查或宫颈组织检查等有助于明确诊断。

三、临床表现

1. 脾虚

带下量多，色白或淡黄，质稀薄，无臭气，绵绵不断，神疲倦怠，四肢不温，纳少便溏，四肢浮肿，舌质淡，苔白腻，脉缓弱。

2. 肾阳虚

带下量多，色白清冷，质稀薄如水，绵绵不断，头晕耳鸣，腰痛如折，畏寒肢冷，小腹和腰背冷感，小便清长或频数，夜间尤甚，大便溏薄，面色晦暗，舌淡润，苔薄白，脉沉细而迟。

3. 阴虚夹湿

带下量多，色黄或赤白相兼，质稠，有气味，阴部干涩不适，有灼热感，或阴部瘙痒，腰膝酸软，头晕耳鸣，颧赤唇红，心烦易怒，咽干口燥，失眠多梦，或面部烘热，舌红，苔少或黄腻，脉细数。

4. 湿热下注

带下量多，色黄或呈脓状，黏稠，有臭气，或带下色白，呈豆腐渣样，伴阴部瘙痒，胸闷心烦，口苦口腻，纳食较差，小腹或少腹作痛，小便黄短，舌红，苔黄腻，脉滑数。

5. 湿毒蕴结

带下量多，黄绿如脓，或赤白相兼，或浑浊如米泔，或五色杂下，臭秽难闻，小腹疼痛，腰骶酸痛，口苦咽干，小便短赤，或有发热，舌红，苔黄腻，脉滑数。

四、辨证施术

1. 中药熏洗技术

患者取合理、舒适体位，根据不同证型选择适宜的中药进行熏洗，药液温度及熏洗时间适宜。熏洗过程中注意避风，冬季注意保暖，洗毕应及时擦干药液和汗液，暴露部位尽量加盖衣被。避免烫伤皮肤，若皮肤出现过敏情况需即刻停止熏蒸。

2. 悬灸技术

患者取合理、舒适体位，施灸可采用温和灸、雀啄灸、回旋灸手法，以任脉、带脉及足太阴脾经穴为主，取带脉、气海、三阴交为主穴。脾虚者加脾俞、胃俞、中脘；肾阳虚者加归来、命门、肾俞；阴虚夹湿者加阴陵泉、脾俞、太溪；湿热下注者加行间、阴陵泉、曲池；湿毒蕴结者加行间、阴陵泉、丰隆。

五、临证备要

1. 居室宜温湿度适宜。保持外阴清洁，尤其是经期、产后，应保持干燥，每日用温水清洗，勤换内裤。劳逸结合，加强锻炼，增强体质。湿热下注、热毒蕴结者室内宜通风凉爽。湿热下注、阴虚夹湿者勿久居湿地，以免加重病情。

2. 观察带下的量、色、质、气味及全身情况。如出现高热，寒战，头痛，食欲不振，甚至恶心呕吐，腹胀腹泻，腹痛拒按，下腹部扪及包块等，应警惕重症。如发现有外阴糜烂、溃疡或全身皮疹等，应警惕性病的可能。

3. 饮食宜清淡、易消化、富有营养，忌肥甘厚味及甜腻食品。脾虚者宜多食健脾除湿之品，可选用山药、薏苡仁；肾阳虚者可多食温补助阳之品，如羊肉、狗肉、禽蛋、芡实等；阴虚夹湿者宜食滋阴利湿之品，如土茯苓煲龟；湿热下注者宜食绿豆，饮绿茶、新鲜果汁等；湿毒蕴结者宜食冬瓜、薏苡仁、扁豆、新鲜蔬菜水果等。

第四节　盆腔炎性疾病后遗症

盆腔炎性疾病指女性上生殖道及其周围组织的一组感染性疾

病，主要包括子宫内膜炎、输卵管炎、输卵管卵巢脓肿、盆腔腹膜炎。炎症可局限于一个部位，也可同时累及几个部位，以输卵管炎、输卵管卵巢炎最常见。盆腔炎性疾病后遗症是盆腔炎性疾病的遗留病变，以往称为慢性盆腔炎，多是由于盆腔炎性疾病未能得到及时正确的治疗，迁延日久而来，临床缠绵难愈，以不孕、输卵管妊娠、慢性盆腔痛、炎症反复发作为主要临床表现。西医学中的子宫内膜炎、子宫肌炎、输卵管炎、输卵管卵巢炎、输卵管卵巢脓肿、输卵管卵巢囊肿、盆腔结缔组织炎、盆腔腹膜炎等疾病，可参照本节辨证调治。

一、病因病机

本病病因较为复杂，但可概括为湿、热、瘀、寒、虚五个方面。湿热是本病主要的致病因素，瘀血阻遏为本病的根本病机。

1. 湿热瘀结

湿热内蕴，余邪未尽，正气已伤，气血阻滞，湿热与瘀血交结，阻滞冲任、胞宫、胞脉。

2. 气滞血瘀

素性抑郁，肝失条达，气机不利，气滞而血瘀，阻滞冲任、胞宫、胞脉。

3. 寒湿瘀滞

经行产后，余血未尽，冒雨涉水，感寒饮冷，或久居寒湿之地，寒湿伤及冲任、胞宫、胞脉，血为寒湿所凝，血行不畅，凝结瘀滞而发病。

4. 气虚血瘀

素体虚弱，或大病久病，正气不足，余邪留恋，或复感外邪，留着于冲任、胞宫、胞脉，血行不畅，瘀血停聚而发病。

5. 肾虚血瘀

素禀肾气不足，或房劳多产，损伤肾气，冲任气血失调，血行瘀滞，或久病不愈，肾气受损，瘀血内结而发病。

二、诊断

1. 时发时止的下腹痛或坠胀痛，痛连腰骶，疼痛一般不剧烈，常在劳累、房事后及月经前后加重或复发。

2. 可伴有低热，易疲劳，带下增多，月经不调，甚则不孕等。

3. 既往有急性盆腔炎、阴道炎、节育、妇产科手术感染、房事不洁等病史。

4. 妇科检查、白带常规检查、宫颈分泌物检测、血常规检查、B 超检查、子宫输卵管造影检查、腹腔镜检查等有助于明确诊断。

三、临床表现

1. 湿热瘀结

少腹胀痛，或痛连腰骶，经行或劳累时加重，或有下腹癥块，带下量多，色黄，脘闷纳呆，口腻不欲饮，大便溏或秘结，小便黄赤，舌暗红，苔黄腻，脉滑或弦滑。

2. 气滞血瘀

下腹胀痛或刺痛，情志不畅则腹痛加重，经行量多有瘀块，瘀块排出则痛缓，胸胁、乳房胀痛，或伴带下量多，色黄质稠，或婚久不孕，舌紫暗或有瘀点，苔白或黄，脉弦涩。

3. 寒湿瘀滞

下腹冷痛或刺痛，腰骶冷痛，得温则减，带下量多，色白质稀，月经量少或月经错后，经色暗或夹血块，形寒肢冷，大便溏泄，或婚久不孕，舌质淡暗或有瘀点，苔白腻，脉沉迟或沉涩。

4. 气虚血瘀

小腹隐痛或坠痛，缠绵日久，或痛连腰骶，或有下腹癥块，带下量多，色白质稀，经期延长或量多，经血淡暗，伴精神萎靡，体倦乏力，食少纳呆，舌淡暗，或有瘀点，苔白，脉弦细或沉涩。

5. 肾虚血瘀

下腹绵绵作痛或刺痛，痛连腰骶，遇劳累则加重，喜温喜按，头晕耳鸣，畏寒肢冷，或伴月经后期或量少，经血暗夹块，夜尿频多，或婚久不孕，舌暗淡，苔白，脉沉涩。

四、辨证施术

1. 中药保留灌肠技术

患者取合理、舒适体位，根据不同证型选择适宜的中药进行保留灌肠。湿热瘀结型，用红藤、败酱草、丹参、蒲公英各 30g，赤芍、元胡、生军各 15g，煎汤，保留灌肠，灌肠液保留 1 小时以上。

2. 穴位贴敷技术

患者取合理、舒适的体位，以任脉、足少阴肾经、足太阴脾经为主，取中极、三阴交、带脉为主穴。湿热瘀结者加血海、阴陵泉、膈俞、丰隆；气滞血瘀者加血海、归来、太冲；寒湿瘀滞者加足三里、脾俞、胃俞、关元；气虚血瘀者加足三里、气海、关元、血海；肾虚血瘀者加肾俞、涌泉、太溪、血海。

3. 中药热熨敷技术

患者取合理、舒适体位，根据不同证型选择适宜的中药进行热熨敷。气滞血瘀型，用透骨草80g，大血藤30g，赤芍、路路通各15g，三棱、莪术、牡丹皮、海藻、昆布、皂角刺、槟榔各10g；寒凝血瘀型，用透骨草80g，延胡索20g，伸筋草15g，小茴香、艾叶、川芎、路路通、生蒲黄、五灵脂、乌药各10g；湿热瘀阻型，用透骨草100g，大血藤、败酱草、白花蛇舌草、薏苡仁各30g，延胡索20g，路路通、炒枳壳、大腹皮、三棱、莪术、川楝子各10g。将药粉装入一次性药袋，在腹部来回或回旋移动，以患者能耐受为宜，力量均匀，开始时用力要轻，速度可稍微快点，随着药袋温度降低，力量可加大，同时速度可减慢。药袋温度过低时，要及时更换药袋或加热。每次15～30分钟，每日1～2次。

五、临证备要

1. 居室宜安静整洁，通风良好，温湿度适宜，切忌潮湿。注意休息，忌过度劳累。经期避免涉水和淋雨。注意个人卫生，保持外阴清洁，避免经期同房。

2. 观察腹痛情况，包括腹痛部位、性质、程度、发生及持续时间，与月经有无关系，是否伴随腰酸、发热等；观察患者带下的量、色、质、味及外阴阴道情况。

3.饮食宜清淡，富有营养，易消化。勿过食生冷，以免损伤脾胃；勿食辛辣、煎炸、油腻之品，以免蕴湿生热。湿热瘀阻者，宜健脾利湿清热之品，如土茯苓小豆汤、豆芽猪骨汤、赤小豆汤、冬瓜薏苡仁猪骨汤等；气滞血瘀者，应多食疏肝理气、活血祛瘀之品，如莲藕、萝卜、玫瑰花、山楂、月季花等，可选用三七煲鸡、玫瑰花粥、莲藕排骨汤等；寒湿瘀滞者，可在膳食中添加高良姜、扁豆、陈皮、洋葱、砂仁、胡椒等温中祛湿之品，可选择胡椒猪肚汤、陈皮扁豆粥、生姜大枣茶等；气虚血瘀者，多摄入益气活血之品，根据体质炖服人参、山药、当归、黄芪、三七等；肾虚血瘀者，宜多食补肾活血之品，如枸杞、黑豆、核桃、大枣、黑芝麻等。

第五节　绝经前后诸证

绝经前后诸证是指妇女在绝经期前后，伴随月经紊乱或绝经出现明显不适，如烘热面赤、汗出、烦躁易怒、眩晕耳鸣、心悸失眠、腰背酸痛、手足心热、面浮肢肿等，称为绝经前后诸证，亦称经断前后诸证。西医学中的更年期综合征、卵巢早衰、双侧卵巢切除或放射治疗后双侧卵巢功能衰竭等病证，出现上述症状表现者，可参照本节辨证调治。

一、病因病机

绝经前后诸证的发生与绝经前后的生理特点有密切关系。中医认为，女性进入绝经前后，肾精亏虚，冲、任二脉逐渐亏少，天癸将竭，精气、精血不足，月经将断而至绝经，生殖能力降低而至消失。在此生理转折时期，受内外环境的影响，脏腑气血不相协调，肾阴肾阳失和，而致经断前后诸证。

1. 肾阴虚

肾阴素虚，精亏血少，经断前后，天癸渐竭，精血衰少，复加忧思失眠，营阴暗损，或房事不节，精血耗伤，或失血大病，阴血耗伤，肾阴更虚，脏腑失养，遂致经断前后诸证。

2. 肾阳虚

素体虚弱，肾阳虚衰，经断前后，肾气更虚，复加大惊猝恐，或房事不节，损伤肾气，命门火衰，冲任失调，脏腑失煦，遂致经断前后诸证。

3. 肾阴阳俱虚

绝经前后，精血亏虚，肾阳渐衰，真阴真阳不足，不能温养脏腑，化生气血，机体的正常生理活动失衡而致诸证丛生。

二、诊断

1.阵发性烘热、汗出、情绪改变是本病出现较早的特异性症状。烘热常从胸部开始，即热流涌向头部、颈部和面部，面色潮红，继而汗出，汗出热退，此过程持续时间长短不一，可伴有情绪改变。

2. 伴随着月经紊乱或闭经，可有头痛、眩晕、耳鸣、心悸、腰背酸痛、面浮肢肿等症状。晚期则有阴道干涩灼热、阴痒、尿频或尿失禁、皮肤有蚁走感或瘙痒等症状。

3. 发病年龄在 45 ～ 55 岁，有月经紊乱或停闭、卵巢早衰或手术切除双侧卵巢、理化因素损伤卵巢功能等病史。

4. 妇科检查、血浆性激素水平检测、阴道细胞学检测等有助于明确诊断。

三、临床表现

1. 肾阴虚

经断前后，阵发性烘热汗出，伴头晕目眩，失眠健忘，烦躁易怒，口咽干燥，腰膝酸软，阴部干涩，皮肤瘙痒，或月经先期，经量时多时少，色鲜红，质稠，舌质红，苔少，脉细数。

2. 肾阳虚

经断前后，畏寒肢冷，小便清长，夜尿多，自汗，腰酸痛，面浮肢肿，带下量多，色白质稀，经来无定期，月经过多，或淋沥不净，或忽然暴下如注，经色淡，质稀，精神萎靡，面色晦暗，舌质淡，苔白滑，脉沉弱。

3. 肾阴阳俱虚

经断前后，头晕耳鸣，健忘，乍寒乍热，时而烘热汗出，腰背冷痛，舌质淡，苔薄白，脉沉弱。

四、辨证施术

1.穴位贴敷技术

患者取合理、舒适的体位，以足少阴肾经、足太阳膀胱经及任脉穴为主，取肾俞、涌泉、关元为主穴。肾阴虚者加太溪、太冲、三阴交；肾阳虚者加脾俞、命门、腰阳关；肾阴阳俱虚者加三阴交、命门、足三里。

2.耳穴压豆技术

患者取合理、舒适的体位，探查耳穴敏感点，清洁耳郭处皮肤，确定贴压部位。主穴：生殖器、内分泌、肾。配穴：肾阴虚者加肝、神门、皮质下等穴；肾阳虚者加脾、胃等穴；心烦不寐者，可加取神门、交感、心等穴。

五、临证备要

1.居室宜安静，光线适度，温湿度适宜。生活规律，劳逸结合，保证充足睡眠，避免过度劳累和紧张。加强锻炼，增强体质，适当参加散步、打太极拳等体育活动。自汗、盗汗者要避免汗出当风，及时更衣，防止受凉感冒。

2.观察患者情绪、精神状态、食欲、潮热、汗出等变化。观察有无全身症状，如出现面浮肢肿，应注意观察尿量和体重变化。

3.饮食宜清淡，富于营养，多食含钙食物，少食肥甘厚腻、辛辣等燥热之品。出血量多伴贫血者，宜食补血益气之品，如红糖、大枣、禽蛋、瘦肉、菠菜等；肾阴虚者，宜食滋补肝肾之品，如枸杞子、甲鱼汤、何首乌等；肾阳虚者，宜食温补之品，如牛肉、猪肝、核桃栗子粥等，冬季宜食羊肉、狗肉、生姜等；阴阳两虚者，宜食益肾之品，如猪腰汤等；浮肿者可选用冬瓜、赤小豆、鲤鱼等利水消肿；食欲欠佳者，可食用红枣、桂圆等健脾益气之品。

4.避免惊恐等不良情绪，积极疏导情志，保持豁达、乐观的情绪，以缓解症状。

第十章　其他病证

第一节　鼻渊

鼻渊是以鼻流浊涕、量多不止为主要特征的疾病，是鼻科的常见病、多发病，可发生于各种年龄。西医学的急慢性鼻窦炎及鼻后滴漏综合征等疾病，可参考本节辨证调治。

一、病因病机

鼻渊的发生，实证多因外邪侵袭，引起肺、脾胃、胆之病变而发病，虚证多因肺、脾脏气虚损，邪气久羁，滞留鼻窍，致病情缠绵难愈。

1. 肺经风热

起居不慎，冷暖失调，或过度疲劳，风热袭表伤肺，或风寒外袭，郁而化热，内犯于肺，肺失宣降，邪热循经上壅鼻窍而为病。

2. 胆腑郁热

情志不遂，恚怒失节，胆失疏泄，气郁化火，胆火循经上犯，移热于脑，伤及鼻窍，或邪热犯胆，胆热上蒸鼻窍而为病。

3. 脾胃湿热

饮食失节，过食肥甘煎炒、醇酒厚味，湿热内生，郁困脾胃，运化失常，湿热邪毒循经熏蒸鼻窍而为病。

4. 肺气虚寒

久病体弱，或病后失养，致肺脏虚损，肺卫不固，易为邪犯，正虚托邪无力，邪滞鼻窍而为病。

5. 脾虚湿困

久病失养，或疲劳思虑过度，损及脾胃，致脾胃虚弱，运化失健，不能升清降浊，湿浊内生，困聚鼻窍而为病。

二、诊断

1. 单侧或双侧鼻流浊涕，且量较多，可流向鼻前孔，也可向后流入咽部，常伴有鼻塞及嗅觉减退，部分患者可伴有明显的头痛，头痛的部位常局限于前额、鼻根部或颌面部、头顶部等，并有一定的规律性。病程可长可短。

2. 鼻黏膜红肿，尤以中鼻甲及中鼻道为甚，或为淡红色，中鼻甲肥大或呈息肉样变，中鼻道、嗅沟、下鼻道或后鼻孔可见浓涕。

三、临床表现

1. 肺经风热

鼻塞，鼻涕量多而白黏或黄稠，嗅觉减退，头痛，鼻黏膜红肿，尤以中鼻甲为甚，中鼻道或嗅沟可见黏性或脓性分泌物，可兼有发热、恶寒、咳嗽，舌质红，舌苔薄白，脉浮。

2. 胆腑郁热

浓涕量多，色黄或黄绿，或有腥臭味，鼻塞，嗅觉减退，头痛剧烈，鼻黏膜红肿胀，中鼻道、嗅沟或鼻底可见有黏性或脓性分泌物潴留，头额、眉棱骨或颌面部可有叩痛或压痛。可兼有烦躁易怒、口苦、咽干、目赤、寐少梦多、小便黄赤等全身症状。舌质红，苔黄或腻，脉弦数。

3. 脾胃湿热

鼻涕黄浊而量多，鼻塞重而持续，嗅觉减退，鼻黏膜肿胀，中鼻道、嗅沟或鼻底见有黏性或脓性分泌物，头昏闷或重胀，倦怠乏力，胸脘痞闷，纳呆食少，小便黄赤，舌质红，苔黄腻，脉滑数。

4. 肺气虚寒

鼻涕黏白量多，稍遇风冷则鼻塞，嗅觉减退，鼻黏膜淡红肿胀，中鼻甲肥大或息肉样变，中鼻道可见有黏性分泌物，头昏头胀，气短乏力，语声低微，面色苍白，自汗畏风，咳嗽痰多，舌质淡，苔薄白，脉缓弱。

5. 脾虚湿困

鼻涕白黏而量多，嗅觉减退，鼻塞较重，鼻黏膜淡红，中鼻甲肥大或息肉样变，中鼻道、嗅沟或鼻底见有黏性或脓性分泌物潴留，食少纳呆，腹胀便溏，脘腹胀满，肢困乏力，面色萎黄，头昏重，或头闷胀，舌淡胖，苔薄白，脉细弱。

四、辨证施术

1.刮痧技术

患者取合适体位，按刮痧要求在颈肩部、背部及上下肢进行刮拭。肺经风热证重点刮拭大椎、曲池；胆腑郁热证重点刮拭风池、太冲；脾胃湿热证重点刮拭足三里、血海；肺气虚寒证重点刮拭肺俞、气海；脾虚湿困证重点刮拭脾俞、三阴交。刮痧用力均匀，以出现红紫色痧点为度。

2.悬灸技术

患者取合理、舒适体位，施灸可采用温和灸、雀啄灸、回旋灸手法，以手太阴肺经、手阳明大肠经及督脉穴为主，取风池、大椎、太阳、合谷、列缺为主穴。肺经风热证加太渊、曲池；胆腑郁热证加尺泽、肩井；脾胃湿热证加三阴交、涌泉；肺气虚寒证加肺俞、气海穴；脾虚湿困证加脾俞、膀胱俞。

3.拔罐技术

患者取合理、舒适体位，根据辨证灵活运用闪罐、揉罐、走罐、抖罐、着罐等不同手法进行拔罐。拔罐部位在足阳明胃经及背部督脉、膀胱经循行线，取大椎、风门、肺俞为主穴。肺经风足太阳热证加孔最、曲池；胆腑郁热证加肝俞、胆俞；脾胃湿热证加足三里、血海；肺气虚寒证加肺俞、命门；脾虚湿困证加脾俞、膀胱俞。

五、临证备要

1.保持家居清洁和个人卫生，避免粉尘和气体刺激鼻腔。寒冷季节进行户外活动时应戴口罩，避免外感而诱发鼻渊。

2. 注意观察鼻涕的量、色、性质、舌苔、脉象的情况。

3. 饮食宜清淡、有营养，多食水果和蔬菜，忌食辛辣、肥厚、炙煿、海鲜之品，戒烟酒，以免加重病情。肺经风热者宜多食疏风清热的食物，如薏苡仁冬瓜汤、生姜粥等；胆腑郁热者应多食清凉解热之品，如冬瓜绿豆汤等；脾胃湿热者可多食健脾利湿食物，如薏苡仁粥、山药粥等；肺脾气虚者多食健脾益气的食物，如黄芪粥、山药薏苡仁粥等。

4. 指导患者了解鼻渊的相关知识，提高自我防护能力。如积极防治邻近组织器官病变，如扁桃体炎、牙病等；保持鼻道通畅，及时排出鼻腔内分泌物。

5. 加强锻炼，提高机体抗病能力。指导患者掌握鼻部按摩的方法，以强身健体。

6. 指导患者正确应用滴鼻药和擤鼻方法，每次擤鼻不可同时紧捏双侧鼻孔，应分别进行，鼻腔有分泌物而鼻塞重时忌用力擤鼻，以免邪毒逆入耳窍，导致耳窍疾病。

7. 不到江河湖水中或不卫生的泳池中游泳，防止污水进入鼻腔。

第二节　喉痹

喉痹是以咽部红肿疼痛或异物梗阻不适感、喉底或有颗粒状突起为主要特征的疾病。本病为临床常见多发病，可发生于各种年龄，病程可长可短，亦可反复发作。西医学的急慢性咽炎及某些全身性疾病在咽部的表现等以喉痹为主要表现者，可参照本节辨证调治。

一、病因病机

咽喉是十二经脉循行交汇之要冲，宜空宜通。诸脉失和，咽喉痹阻，其症不一，究其病由，或外邪侵袭，或火毒上攻，或痰瘀交阻，或阴阳气虚。

1. 外邪侵袭

气候骤变，寒暖不调，风邪乘虚侵袭。风热之邪壅遏肺系，肺失宣降，邪热上壅咽喉，发为喉痹；风寒之邪阻遏卫阳，不得宣泄，壅结咽喉，亦可发为喉痹。

2. 肺胃热盛

外邪不解，壅盛传里，或过食辛热、醇酒、厚味之类，肺胃蕴热，复感外邪，内外邪热搏结，蒸灼咽喉，而为喉痹。

3. 肺肾阴虚

温热病后，或劳伤过度，耗伤肺肾阴液，咽喉失于滋养，加之阴虚水不制火，虚火上灼咽喉，发为喉痹。

4. 脾气虚弱

饮食不节，思虑过度，劳伤脾胃，或久病伤脾，过用寒凉，致脾胃虚弱，中焦升降失调，气血津液化生不足，咽喉失养，发为喉痹。

5. 脾肾阳虚

禀赋不足，或疲劳、房劳过度，或久病误治，以至脾肾阳虚，咽失温煦，寒湿凝闭为病，或肾阳虚，虚阳浮越于咽喉而为病。

6. 痰凝血瘀

情志不遂，气机不畅，气滞痰凝，或脾虚生痰，久病生瘀，或喉痹反复，余邪留滞，经脉瘀阻，使痰凝血瘀，结聚咽喉而为病。

二、诊断

1. 多表现为咽部疼痛为主，吞咽时尤甚，检查见咽部黏膜红肿，咽后壁或见脓点，患者多有外感病史，病程较短。

2. 以咽部异物感、哽哽不利为主，或出现咽干、咽痒、咽部微痛及灼热感等各种不适，可反复发作，病程一般较长，检查见咽黏膜肥厚增生，咽后壁颗粒状突起，或见咽黏膜干燥。

三、临床表现

1. 外邪侵袭

咽部疼痛，吞咽不利。偏于风热者，咽痛较重，吞咽时痛增，咽部黏膜鲜红、肿胀，或颌下有瘰核，伴发热，恶寒，头痛，咳痰黄稠，舌红，苔薄黄，脉浮数。偏于风寒者，咽痛较轻，咽部黏膜淡红，伴恶寒发热，身痛，咳嗽痰稀，舌质淡红，苔薄白，脉浮紧。

2. 肺胃热盛

咽部红肿疼痛较剧，吞咽困难，喉底颗粒红肿或有脓点，颌下有瘰核，发热，口渴喜饮，口气臭秽，大便燥结，小便短赤，舌质红，苔黄，脉洪数。

3. 肺肾阴虚

咽部干燥，灼热疼痛不适，午后较重，或咽部哽哽不利，黏膜暗红而干燥，干咳痰少而稠，或痰中带血，手足心热，或见潮热盗汗，颧红，失眠多梦，舌红少苔，脉细数。

4. 脾气虚弱

咽喉哽哽不利或痰黏着感，咽燥微痛，咽黏膜淡红或微肿，喉底颗粒较多，或有分泌物附着，口干而不欲饮或喜热饮，易恶心，时有呃逆反酸。若受凉、疲倦、多言则症状加重。平素倦怠乏力，少气懒言，胃纳欠佳，或腹胀，大便溏薄。舌质淡红，边有齿印，苔白，脉细弱。

5. 脾肾阳虚

咽部异物感，微干微痛，哽哽不利，咽部黏膜淡红，痰涎稀白，面色苍白，形寒肢冷，腰膝冷痛，夜尿频而清长，腹胀纳呆，下利清谷，舌淡胖，苔白，脉沉细弱。

6. 痰凝血瘀

咽部异物感，痰黏着感，焮热感，或咽微痛，咽干不欲饮，咽黏膜暗红，喉底颗粒增多或融合成片，咽侧索肥厚，易恶心呕吐，胸闷不适，舌质暗红，或有瘀斑、瘀点，苔白或微黄，脉弦滑。

四、辨证施术

1. 刮痧技术

患者取合适体位，按刮痧要求在颈肩部、背部及上下肢进行刮拭。外邪侵袭证重点刮拭风池、肺俞；肺胃热盛证重点刮拭合谷、足三里；肺肾阴虚证重点刮拭肾俞、三阴交；脾气虚弱证重点刮拭脾俞、气海；脾肾阳虚证重点刮拭脾俞、命门；痰凝血瘀证重点刮拭血海、丰隆。刮痧用力均匀，以出现红紫色痧点为度。

2. 揿针技术

患者取合理、舒适体位，清洁皮肤，选取规格适宜的揿针进行埋针治疗。主穴为人迎、合谷、天突。外邪侵袭证加肺俞，肺胃热盛证加足三里，肺肾阴虚证加肾俞，脾气虚弱证加脾俞，脾肾阳虚证加命门，痰凝血瘀证加血海。

3. 拔罐技术

患者取合理、舒适体位，根据辨证灵活运用闪罐、揉罐、走罐、抖罐、着罐等不同手法进行拔罐。拔罐部位在足阳明胃经及背部督脉、足太阳膀胱经循行线，取大椎、风门、肺俞为主穴。外邪侵袭证加曲池；肺胃热盛证加合谷、足三里；肺肾阴虚证加三阴交；脾气虚弱证加脾俞；脾肾阳虚证加脾俞、命门；痰凝血瘀证加血海、丰隆。

五、临证备要

1. 养成良好的生活习惯，起居有常，劳逸结合，避免刺激性气味和尘埃等对咽部的刺激。加强锻炼，增强体质。

2. 观察患者咽部充血肿胀、疼痛不适程度和全身症状，观察舌苔、脉象，及时了解病情发展趋势。

3. 鼓励患者进食，保证营养摄入。多饮水，宜进清淡、有营养、易消化的流质或半流质饮食，忌食辛辣、煎炒、肥腻之品。戒除烟酒。外感风寒者，宜食祛风散寒、利咽通窍的食物，如生姜葱白粥、香菜鸡蛋汤等；外感风热者，宜食疏风清热通窍食物，如萝卜汤、蒲公英粥等；肺胃实热者，宜食清热降火食物，如咸鸭蛋豆豉粥、豆腐芥菜汤等，也可用金银花煎水代茶饮；阴虚肺燥者，宜食滋阴润燥之品，如皮蛋粥、甘蔗汁、山楂蜂蜜糖、冰糖炖木瓜等；痰热蕴结者，宜进食清热化痰之品，如白果粥、冬瓜绿豆汤等。

4. 积极治疗全身及邻近部位的疾病，以防诱发或加重本病。

第三节   圆翳内障

圆翳内障是指随年龄增长而晶珠逐渐混浊，视力缓慢下降，终致失明的眼病。本病多见于 50 岁以上的老年人，随着年龄增长患病率增高且晶珠混浊加重。可一眼或两眼先后或同时发病，病程一般较长。西医学中的老年性白内障、先天性白内障、外伤性白内障、并发性白内障及代谢性白内障，均可参照本节辨证调治。

一、病因病机

本病的发生与肝肾俱虚、肝风上冲、肝气冲上等因素有关。

1. 肝肾不足

年老体弱，肝肾不足，精血亏损，不能滋养晶珠而混浊，或因阴血不足，虚热内生，上灼晶珠，致晶珠混浊。

2. 脾气虚弱

年老脾虚气弱，运化失健，精微输布乏力，不能濡养晶珠而混浊，或水湿内生，上泛晶珠而混浊。

3. 肝热上扰

肝热上扰目窍，致晶珠逐渐混浊。

二、诊断

1. 年龄在 50 岁以上，视力渐进性下降。

2. 晶珠有不同部位、不同形态及不同程度的混浊。

3. 多种原因皆可致晶珠混浊引起内障眼病。若晶珠混浊为与生俱来，称为胎患内障；外伤致晶珠混浊，称为惊震内障；还有因其他眼病引起的晶珠混浊，如金花内障等。

三、临床表现

1. 肝肾不足

视物昏花，视力缓降，晶珠混浊。或见头昏耳鸣，少寐健忘，腰酸腿软，口干，舌红苔少，脉细。或见耳鸣耳聋，潮热盗汗，虚烦不寐，口咽干痛，小便短黄，大便秘，舌红少津，苔薄黄，脉细弦数。

2. 脾气虚弱

视物模糊，视力缓降，或视近尚明而视远模糊，晶珠混浊，伴面色萎黄，少气懒言，肢体倦怠，舌淡苔白，脉缓弱。

3. 肝热上扰

视物不清，视力缓降，晶珠混浊，或有眵泪，目涩胀，时有头昏痛，口苦咽干，便结，舌红，苔薄黄，脉弦或弦数。

四、辨证施术

1. 耳穴压豆技术

患者取合理、舒适体位，探查耳穴敏感点，清洁耳郭处皮肤，确定贴压部位。主穴：眼、目 1、目 2、肝、肾、枕。配穴：肝肾不足证加交感、内分泌；脾气虚弱证加脾、胃、消化系统皮质下；肝热上扰证加胆、三焦。

2. 揿针技术

患者取合理、舒适体位，清洁皮肤，选取规格适宜的揿针进行埋针治疗。主穴：太阳、攒竹、四白、风池、足三里。配穴：肝热上扰证加蠡沟、太冲；肝肾不足证加肝俞、太溪；脾气虚弱证加脾俞、三阴交。

3. 悬灸技术

患者取合理、舒适体位，施灸可采用温和灸、雀啄灸、回旋灸手法，以风池、太阳、足三里为主穴。脾气虚弱证加中脘、三阴交。

4. 刮痧技术

患者取合适体位，按刮痧要求在头部、颈肩部、背部及上肢进行刮拭。肝肾不足证重点刮拭颈肩部及肝俞、太溪、三阴交；肝热上扰证重点刮拭颈肩部及蠡沟、太冲。

五、临证备要

1.生活起居规律，劳逸结合，调畅情志，避免用眼过度。平时锻炼可选用太极拳、八段锦等运动，以增强正气。

2.若患有糖尿病、高血压等全身疾病者，应积极治疗全身病，对控制或减缓晶珠混浊有一定意义，同时也有利于以后的手术治疗。

3.注意饮食调养，宜清淡、富含营养、易消化食物，忌食辛燥、煎炸、生冷食品，三餐规律，避免过饥过饱。肝肾不足证，可食枸杞子、黑芝麻、黑豆、核桃、红枣、瘦肉、黑木耳、桑椹等，忌食牛羊肉、鸡肉、辣椒、大蒜、韭菜等性温辛辣食物。脾气虚弱证，可食小米、山药、莲子、大枣、白扁豆、鲫鱼等，忌食过于生冷寒凉食物，如苦瓜、黄瓜、冬瓜、茄子等，也要避免过于滋腻食物，如猪肉、鸭肉、羊肉等。肝热上扰证，可食芹菜、萝卜、黄瓜、苋菜、马兰头、白菊花等性偏凉食物，忌食羊肉、公鸡、辣椒、洋葱、韭菜等辛辣助风动火之品。

第四节　粉刺性乳痈

粉刺性乳痈是发生于非哺乳期和非妊娠期妇女的慢性化脓性

乳腺疾病，其临床特点是常有乳头凹陷或溢液，化脓溃破后脓液中夹有粉刺样物质，易反复发作，形成瘘管，经久难愈，全身症状较轻。西医学中的浆细胞性乳腺炎、肉芽肿性乳腺炎、乳腺导管扩张症等，可参照本节辨证调治。

一、病因病机

素有乳头凹陷畸形，加之情志抑郁不畅，肝郁气滞，营气不从，经络阻滞，气血瘀滞，聚结成块，郁蒸腐肉酿脓而成，溃后容易成瘘。若气郁化火，迫血妄行，可有乳头溢血。

二、诊断

1.本病多发生在非哺乳期、非妊娠期的女性。单侧乳房发病多见，也可双侧发病。偶见于男性。病变呈慢性经过，病程长达数月或数年。部分患者伴有先天性乳头全部或部分凹陷，并有白色带臭味的粉刺样分泌物或淡黄色油脂样分泌物。

2.乳腺超声和磁共振检查有助于明确诊断，判断病变范围。一般脓液培养提示无细菌生长。乳腺病灶穿刺组织病理学支持非特异性炎症性病变。

三、临床表现

1.肝经蕴热

乳头溢液或乳头凹陷有粉刺样物溢出，乳房结块红肿疼痛，按之灼热，伴发热，头痛，大便干结，尿黄。

2. 余毒未清

脓肿自溃或切开后久不收口，脓水淋沥，形成乳瘘，时发时敛，局部有僵硬肿块或红肿溃破。

四、辨证施术

1. 中药涂药技术

肿块初起时用金黄膏外涂。成脓后切开引流，术后创口用九一丹、八二丹药捻引流，红油膏或金黄膏盖贴。创面脏腐已净，采用生肌散、白玉膏等具有生肌敛创作用的制剂涂药以促使愈合。

2. 揿针技术

患者取合理、舒适体位，清洁皮肤，选取规格适宜的揿针进行埋针治疗，以局部腧穴为主，辅以足阳明胃经、足厥阴肝经腧穴，常用阿是穴、期门、膻中、乳根、足三里及患侧肩井、天宗穴。

3. 耳穴压豆技术

患者取合理、舒适体位，探查耳穴敏感点，清洁耳郭处皮肤，确定贴压部位。主穴取乳腺、胸。肝经蕴热证加肝、三焦、神门、耳尖；余毒未清证加胃、皮质下。

五、临证备要

1. 保持乳头清洁，经常清除分泌物。

2. 注意避免乳房受到外力撞击或佩戴过紧文胸。

3. 保持心情舒畅，反复发作者更要树立信心，积极配合治疗。

4. 发病后忌食海鲜、辛辣、炙煿之物。

第五节　湿疮

湿疮是一种过敏性炎症性皮肤疾患，因皮损总有湿烂、渗液、结痂而得名。其临床特点是皮损对称分布，多形损害，剧烈瘙痒，有渗出倾向，反复发作，易成慢性等。根据病程可分为急性、亚急性、慢性三类。西医学中的湿疹可参照本节辨证调治。

一、病因病机

由于禀赋不耐，饮食失节，或过食辛辣刺激、荤腥动风之物，脾胃受损，失其健运，湿热内生，又兼外受风邪，内外两邪相搏，风湿热邪浸淫肌肤所致。

急性者以湿热为主；亚急性者多与脾虚湿恋有关；慢性者则多病久耗伤阴血，血虚风燥，乃致肌肤甲错。

二、诊断

1. 急性湿疮

起病较快，皮损常为对称性、原发性和多形性（常有红斑、潮红、丘疹、丘疱疹、水疱、脓疱、流滋、结痂并存）。可发于身体的任何部位，亦可泛发全身，但常发于头面、耳后、手足、阴囊、外阴、肛门等，多呈对称分布。病变常为片状或弥漫性，无明显边界。皮损为多数密集的粟粒大小的丘疹、丘疱疹，基底潮红，由于搔抓，丘疹、丘疱疹或水疱顶端抓破后流滋、糜烂及结痂，皮损中心较重，外周有散在丘疹、红斑、丘疱疹，边界不清。

2. 亚急性湿疮

常由急性湿疮未能及时治疗或处理失当，病程迁延所致，也可初发即呈亚急性湿疮。皮损较急性湿疮轻，以丘疹、结痂、鳞屑为主，仅有少量水疱及轻度糜烂。自觉剧烈瘙痒，夜间尤甚。

3. 慢性湿疮

常由急性和亚急性湿疮处理不当，长期不愈，或反复发作而成。表现为皮肤肥厚粗糙，触之较硬，色暗红或紫褐，皮纹显著或呈苔藓样变。

4. 其他湿疮

某些特定部位湿疮，临床表现有一定的特异性。

5. 检验检测

可进行过敏原检测以协助明确病因，有可疑外因接触史者（如手部湿疮）可做皮肤斑贴试验。

三、临床表现

1. 湿热蕴肤

发病快，病程短，皮损潮红，有丘疱疹，灼热瘙痒无休，抓破渗液流脂水，伴心烦口渴，身热不扬，大便干，小便短赤。

2. 脾虚湿蕴

发病较缓，皮损潮红，有丘疹，瘙痒，抓后糜烂渗出，可见鳞屑，伴纳少，腹胀便溏，易疲乏。

3. 血虚风燥

病程久，反复发作，皮损色暗或色素沉着，或皮损粗糙肥厚，剧痒难忍，遇热或肥皂水洗后瘙痒加重，伴有口干不欲饮，纳差，腹胀。

四、辨证施术

1. 中药涂药技术

仅有潮红、丘疹，或少数水疱无渗液时，用三黄洗剂、炉甘石洗剂等外搽以清热止痒。若水疱糜烂、渗出明显时，可选用黄柏、生地榆、马齿苋、野菊花等煎汤，或10%黄柏溶液，或2%～3%硼酸水冷敷，用青黛散麻油调搽以收敛消炎，促进表皮恢复。后期滋水减少时，可选黄连膏、青黛膏外搽以促进角质新生，清除残余炎症。

2. 穴位注射技术

患者取合理、舒适体位，用醋酸曲安奈德注射液或氯苯那敏针及多糖核酸等，根据辨证灵活取穴。湿热蕴肤证，取合谷、血海、太冲、阳陵泉；脾虚湿蕴证，取血海、膈俞、脾俞、阴陵泉；血虚风燥证，取血海、膈俞、郄门、足三里等。用针刺手法将针身推至一定深度，上下提插有酸胀等感应后，回抽无回血，将药液缓慢推入。

3. 耳穴压豆技术

患者取合理、舒适体位，探查耳穴敏感点，清洁耳郭处皮肤，根据辨证灵活取穴。主穴：相应部位、肺、肾上腺、内分泌、神门。配穴：湿热蕴肤证加脾、三焦；脾虚湿蕴证加脾、胃；血虚风燥证加肝、心、风溪、皮质下。

五、临证备要

1.居室通风干燥，温度适宜，避免蚊虫叮咬。适当修剪指（趾）甲，必要时戴手套，防止搔抓及不良刺激。勿用肥皂水洗烫。病变部位应注意清洁，渗出较多者，要勤换床单、衣被，以防感染。生活有规律，保证充足睡眠，保持床铺衣物清洁、干燥，内衣应宽大柔软，以棉织品为宜。

2.饮食宜清淡，多食新鲜蔬菜、水果。忌食辛辣及荤腥发物，如海鲜、香菇、牛肉、羊肉、香菜、韭菜、蒜等。过敏体质者食用异型蛋白食物，如牛奶、鸡蛋等也易引发湿疮。湿热蕴肤者宜食清热利湿之品，如茯苓车前粥、绿豆百合薏苡仁汤等；脾虚湿蕴者宜食健脾利湿食物，如赤小豆薏苡仁粥、莲子粥等；血虚风燥者宜食养血润肤之品，如龙眼莲子粥、何首乌桑椹大枣粥、菠菜瘦肉粥等。

3.湿疮患者常因病情反复发作，奇痒难忍，造成较大的心理压力，易产生急躁、恼怒或悲观情绪，对治疗失去信心。因此，加强情志疏导尤为重要。鼓励患者保持乐观情绪，正确对待病情，树立信心，积极配合治疗。

主要参考文献

1.张伯礼，吴勉华主编.中医内科学.北京：中国中医药出版社.2017.

2.陈红风主编.中医外科学.北京：中国中医药出版社.2016.

3.彭清华主编.中医眼科学.北京：中国中医药出版社.2016.

4.孙秋华主编.中医临床护理学.北京：中国中医药出版社.2016.

5.裘秀月,刘建军主编.中医临床护理学.北京：中国中医药出版社.2021.

6.黄丽春.耳穴治疗学.北京：科学技术文献出版社.2021.